活学活用
中医药
养生经典

浓｜厚｜文｜化｜传｜世｜精｜品

活学活用
中华传世偏方秘方

陈甲荣　全雾红 ● 编著

HUOXUE HUOYONG ZHONGYIYAO YANGSHENG JINGDIAN

长江出版传媒
Changjiang Publishing & Media

湖北科学技术出版社
HUBEI SCIENCE & TECHNOLOGY PRESS

版编目 （ IP ）数据

活 活用中华传世偏方秘方 / 陈甲荣, 全霁红编著. —
武汉 : 湖北科学技术出版社, 2018.8
（活学活用中医药养生经典 / 陈甲荣等主编）
ISBN 978-7-5706-0000-7

Ⅰ. ①活… Ⅱ. ①陈… ②全… Ⅲ. ①土方–汇编
②秘方–汇编 Ⅳ. ①R289.2

中国版本图书馆 CIP 数据核字（2018）第 001668 号

活学活用中华传世偏方秘方

策　　划：刘　玲　谢　宇
责任编辑：张娇燕　严　冰　　　　　　　　　　封面设计：喻　杨

出版发行：湖北科学技术出版社　　　　　　　电话：027-87679468
地　　址：武汉市雄楚大街 268 号　　　　　　邮编：430070
　　　　　（湖北出版文化城 B 座 13–14 层）
网　　址：http://www.hbstp.com.cn

印　　刷：北京凯德印刷有限责任公司　　　　　　　　邮编：10

700×1000　1/16　　　　　　　　　　16 印张　　　　300
2018 年 8 月第 1 版　　　　　　　　　2018 年 8 月第 1 次印刷
　　　　　　　　　　　　　　　　　　　　　　定价：68.00 元

本书如有印装质量问题　可找本社市场部更换

编委会名单

PREFACE 前言

　　人生在世，难免会生疾病。生病后，一些人会到医院寻医问药，一些人会尝试用一些偏方来治疗。实际上，很多偏方的疗效不错，特别是对不少疑难杂症，它的疗效甚至超过了一些市面上销售的成品药，这不能不令人称奇。

　　偏方也称土方，指在民间流传、不见于古典医学著作的中医方。它是中医学的重要组成部分，也是中医学文化中的一朵奇葩。偏方流传已有数千年历史，经久不衰，而且受到广大人民群众的青睐，这是由其自身的特点决定的。第一，生病求医在古代不是一件容易的事，可能要走数里地才能请到大夫，来来往往十分不便，而一些偏方用药简单，药材易寻，掌握它们就可以省去求医的烦恼，自己动手就能把病给治了。第二，求医问药的费用一般来说是较高的，特别是今天，感冒之类的小病去医院就诊一次，所花费用也让许多人咋舌，而找一些偏方治病，往往"花小钱办大事"。第三，一些疑难杂症，如牛皮癣、白癜风等，现代的医疗技术依然无法治愈，而一些偏方在治疗这些疾病方面往往能收到意想不到的效果，因此有"偏方治大病"之说。总之，偏方具有药源易得、使用方便、价格低廉、易学易用易推广等"亲民"的特点，可谓老百姓身边的医生！

　　当然，对于偏方的质疑声也一直存在，一些人认为它不能治病，尤其是在医学发达的今天。对这种质疑，我们应该审慎公正地看待。偏方治病与否，科学不科学，一切须看疗效。实践是检验真理的唯一标准。偏方来自民间，有的传承了数十年、上百年，而有的则传承了上千年，它是经过实践检验的。至于为什么会有质疑声，这是因为偏方的疗效会因时令、地域和各人的身体状况不同而异，正所谓"失之毫厘，差之千里"！

为了让偏方这一独特的中医学文化更好地造福人民，也为了传承中华传统文化，我们特别聘请到在中医学领域颇有造诣的医学专家组成编委会，搜集整理出散见于民间的近千种偏方，辑成《活学活用中华传世偏方秘方》一书。本书根据人体组织结构的循环系统、消化系统、内分泌系统、神经系统、运动系统等几大系统来分门别类，把各种常见病归入其中，然后列出医治的偏方，分类清晰，一目了然，便于读者查阅。

中医是门十分严谨的、系统的学问，从阴阳五行入手，有"阴阳、表里、虚实、寒热"等八纲之理，讲究明辨细微，对症施治。为了贯彻这一宗旨，专家组在编辑本书过程中，对每种常见疾病在开篇时都有一个简洁的论述，指出其发病机理、疾病表现症状、治疗原则等，使读者对每种疾病了然于胸，进而为下一步正确选方下药提供指导。每种疾病的偏方少则数种，多则二三十余种，从组成、制法、用法、功效、适用等方面来介绍。如此细致入微是非常有必要的。我们都知道，即使是同一种疾病，也因人而异，情况千差万别。就拿感冒来说，在中医学上，感冒有风寒感冒、风热感冒、暑湿感冒等之分；有发热的，也有不发热的；小儿感冒和成年人感冒也不相同。只有明辨病因，选对偏方，才能药到病除，否则药白吃不说，极可能耽误病情，引起疾病恶化。

另外，偏方中不时穿插了一些"养生知识"一类的小知识点，内容多为疾病的护理常识、注意事项等，体现了中医"防病于未然""科学调养"等治病思想。小知识点还活跃了版面，调节读者的阅读情趣，实用性非常强。

期望本书给人们的健康带来更多的益处，为人类的健康事业做出贡献！同时，因为本书编著者水平有限，希望广大读都能够对书中的疏漏错误之处进行批评指正。读者交流邮箱：xywenhua@aliyun.com。

编委会

CONTENTS 目录

第三章　神经系统疾病的防治偏方秘方

第四章　运动系统疾病的防治偏方秘方

第五章　感觉器官疾病的防治偏方秘方

第六章　内分泌系统疾病的防治偏方秘方

第七章　泌尿生殖系统疾病的防治偏方秘方

第一章

消化系统疾病的防治偏方秘方

消化不良

消化不良是由胃动力障碍引起的疾病。临床上主要症状为上腹痛、早饱、腹胀、嗳气。上腹痛多无规律，只有部分患者与进食有关，表现为饱痛，进食后缓解，或餐后半个小时又出现疼痛。早饱是进食后不久即有饱腹感，使人再也吃不下去食物。腹胀多发生于餐后或呈持续性，进餐后加重，同时伴有嗳气。另外，一些功能性消化不良患者还会出现失眠、焦虑、抑郁等精神方面的症状。消化不良的防治偏方秘方有以下几种。

橘枣饮

橘皮10克（或干品3克），大枣10枚。先将大枣放锅内炒焦，然后与橘皮同放入杯中，加沸水冲泡10分钟即成。饭后代茶饮。此方可调中醒胃，适用于消化不良。

无花果饮

干无花果2个，白糖适量。将无花果切碎并捣烂，煎炒至半焦，加入白糖冲沏。代茶饮用。此方开胃助消化，适用于脾胃虚弱导致的消化不良。

山楂丸

山楂、山药各250克，白糖100克。将山楂、山药晒干，研成碎末，与白糖混合，炼蜜为丸，丸重15克。每次1丸，每日3次，以温开水送服。此方补中化积，开胃健脾，适用于脾胃虚弱导致的消化不良。

山楂

淮山药

白糖

消痞汤

半夏、黄芩、党参各6克，甘草、黄连、陈皮各3克，大枣9克。水煎取药汁。每日1剂，分2次服用；1岁6个月以下剂量减半；3日为1个疗程。此汤和中健胃，适用于小儿运动紊乱样消化不良，症见小儿每餐进食一半即腹部饱胀不适、上腹部稍膨隆、肠鸣音减弱、舌质淡红、苔薄黄。

半夏

白头翁

清肠消导汤

白头翁、山楂各6克，砂仁、炙甘草各1克，香附4克，焦神曲8克，苍术炭、茯苓各5克。上药加水，浓煎200毫升。每日分多次服用。此汤可清肠助运，消导化滞，适用于小儿消化不良。

干姜茱萸方

干姜、吴茱萸各30克。上药共研细末，装瓶备用。每次取药末6克，温开水送下。本方健胃消食，适用于消化不良，症见伤食吐酸水。

车前止泻汤

车前子6克，泽泻、茯苓、山药各5克，甘草3克。水煎取药汁。口服，每日1剂。此汤健脾养胃，利湿止泻，适用于婴幼儿单纯性消化不良。

养生知识

小儿消化不良的预防方法

小儿消化不良的预防方法：尽量用母乳喂养孩子，母乳中营养成分丰富，可以提高孩子的免疫力；喂奶时间一定要有规律，一次不可喂得太多，两次喂奶中间让孩子喝点白开水；等到孩子可以吃东西时，应适量让孩子喝些米汤、菜汤等易消化的食物；不要在夏季让孩子断奶；断奶后重视孩子的饮食卫生，不让孩子吃剩饭菜、不洁的食物；夏天晚上睡觉时，给孩子盖好肚子，防止受凉。

呕 吐

呕吐是临床常见的症状，是胃脏的内容物反入食管，经口吐出的一种反射动作。呕吐之前，多有恶心、干呕等先兆，所以一个呕吐动作可分为三个阶段，即恶心、干呕和呕吐。呕吐为人体本能的保护作用，能够将胃脏内的有害物质吐出，但是持续剧烈的呕吐则会对人体产生伤害。

许多疾病都可导致呕吐，如中毒、醉酒、胃炎、感冒发烧等。呕吐的防治偏方秘方有以下几种。

醋渍胡椒丸

胡椒、米醋各适量。醋浸胡椒，晒干，再浸，再晒，如此反复数次。然后研为细末，以醋为丸，如梧桐子大。每服10丸。此方可和胃止呕，适用于呕吐反胃。

和降止呕方

半夏、黄芩、党参、藿香、厚朴、炙甘草各10克，干姜6克，生姜3克。水煎取药汁。口服，每日1剂。此方可和胃止呕，适用于呕吐伴头晕胸闷。

半夏胡椒丸

半夏（汤洗数次）、胡椒各等份，姜汁适量。半夏、胡椒共研细末，姜汁为丸，如梧桐子大。每服3～5丸，姜汤送服。此方可止呕和胃，适用于反胃呕吐、不思饮食。

半夏

地龙白糖方

地龙数条，白糖、面粉各适量。将地龙洗净，撒上白糖，顷刻化为糊状，再加面粉适量，调和成药饼，备用。贴敷于患儿足心涌泉穴，外用消毒纱布覆盖。此方清热止呕，适用于小儿胃热呕吐。

茴香葱姜饼

茴香粉、生姜各15克，大葱1根。将大葱、生姜一同捣烂，再加入茴香粉，混匀，炒热，用消毒纱布包好，备用。敷于脐部，每日1~2次，以愈为度。此方温中散寒，通阳理脾，适用于小儿受寒引起的脘腹冷痛、呕吐泄泻。

茴香　　　　生姜　　　　葱白

绿豆蛋清方

绿豆粉60克，鸡蛋清2个。用以上2味一同调均匀，备用。贴敷于患儿足心涌泉穴，外用消毒纱布覆盖。此方清热解毒，消暑利水，适用于小儿胃热呕吐。

黄连紫苏汤

黄连、紫苏梗各10克。水煎取药汁。每日1剂，频饮。此汤清热泻火，理气宽中，适用于呕吐。

黄连

养生知识

小儿呕吐的护理方法

小儿发生呕吐是很常见的事。孩子呕吐时，家长要注意以下几方面。

1.让宝宝坐起，脑袋歪向一边，防止呕吐物呛入气管。

2.呕吐完后，给宝宝用温开水漱口，清除口腔内余物和异物。

3.给宝宝勤喂水，不让宝宝身体缺水。宝宝失水过多极可能发生脱水危险，所以必须及时给宝宝补水。

4.注意饮食，不要吃得太多，尽量少食多餐，也不要吃油腻难消化的食物。

5.尽量让宝宝卧床休息、安静下来，避免再次呕吐。

胃炎

胃炎是胃黏膜炎症的统称，可分为急性和慢性两类。

急性胃炎是指由于各种原因引起的胃黏膜的一种急性炎症反应。急性胃炎患者常伴有上腹疼痛、嗳气、恶心、呕吐及食欲减退等。其临床表现常为轻重不等，但发病均急骤，大都有比较明显的致病因素，如暴饮暴食、大量饮酒或误食不洁食物、受凉、服用药物等。由药物和应激因素引起的胃炎，常仅表现为呕血和黑便，一般为少量，呈间歇性，可自止，但也可发生大出血。

慢性胃炎是以胃黏膜的非特异性慢性炎症为主要病理变化的慢性胃病，病变可局限于胃的一部分，也可弥漫到整个胃部，临床常有胃酸减少、食欲下降、上腹不适和疼痛、消化不良等。慢性胃炎无特异性，一般可表现为食欲减退，上腹部有饱胀憋闷感及疼痛感、恶心、嗳气、消瘦、腹泻等。治疗时宜清热利湿、运脾和胃、疏肝健脾、理气活血、益气温中、养阴生津、通络止痛。胃炎的防治偏方秘方有以下几种。

葛根黄芩黄连汤

葛根、金银花、黄芩、木香各15克，黄连、厚朴各10克，神曲、麦芽、山楂各30克，甘草3克。水煎取药汁。每日1剂，分2次服用。此汤清利湿热，适用于急性胃炎之胃肠湿热证，症见脘腹痞胀、呕恶纳呆、大便溏泻或腹泻如注、小便欠利、发热口渴、身重体倦、舌红苔黄腻、脉滑数。

葛根	金银花	黄芩
木香	黄连	厚朴
神曲	山楂	甘草

麦芽

小麦

镇逆汤

代赭石20克，青黛、吴茱萸各6克，半夏12克，白芍15克，龙胆草、党参各9克，生姜3片。上药浓煎取汁250毫升。每日1剂，分3次服用，连续服药30日为1个疗程。此汤清热和胃，降逆止呕，适用于胆汁返流性胃炎。

蒲黄解毒汤

黄芪100克，蒲公英、紫花地丁各30克，代赭石、丹参、百合、白芍各20克，酒大黄50克，乌药、甘草各10克。水煎取药汁。每日1剂，分2次服用。此汤益气健脾，清热解毒，理气通降，适用于急性糜烂性胃炎。

失笑散

炒蒲黄、延胡索、五灵脂、党参、炒白术、茯苓、石斛各15克，山药30克，田七10克，甘草5克。水煎取药汁。每日1剂，分2次服用。本方可化瘀，和胃，止血，适用于急性胃炎之瘀滞胃肠证，症见脘腹刺痛、呕血、便血色暗、舌有瘀斑点、脉弦涩。

炒蒲黄　　玄胡　　五灵脂

党参　　茯苓　　石斛

淮山药　　田七　　甘草

白术

健脾调胃汤

党参、黄芪各30克，代赭石、白术、山药各15克，当归、炮姜、白芍、吴茱萸各12克，木香、乌梅炭、山楂炭、川芎、半夏各9克，黄连、甘草各6克。上药浓煎取汁250毫升。每日1剂，分3次内服，连服20剂为1个疗程。此汤健脾益气，和中降逆，理气止痛，养血生肌，适用于慢性胃炎。

益气化瘀汤

炙黄芪、徐长卿各30克，丹参、莪术、当归、赤芍、延胡索、炙木瓜各10克，砂仁3克。水煎取药汁。每日1剂，分2次服用，4周为1个疗程。本汤益气化瘀，适用于萎缩性胃炎伴不典型增生、肠上皮化生。

益气化瘀汤

制半夏、紫苏梗、党参、川楝子各10克，代赭石30克，大腹皮12克。水煎取药汁。每日1剂，分2次服用，15剂为1个疗程。本方降逆和胃，健脾理气，适用于胆汁返流性胃炎。

疏肝降逆汤

柴胡、枳实、白术、郁金、陈皮、半夏各12克，白芍18克，黄连、栀子各9克，茯苓15克，代赭石30克，甘草6克。水煎取汁400～500毫升。每日1剂，分2次服用。本方抑肝健脾，清热解毒，适用于胆汁返流性胃炎。

保和丸

山楂20克，神曲、茯苓、连翘、枳实、莱菔子各15克，谷芽、麦芽各30克，鸡内金、半夏各10克。水煎取药汁。每日1剂，分2次服用。本方消食导滞，适用于急性胃炎之食滞胃肠证，症见脘腹痞胀痛、厌食、嗳腐吞酸或呕吐馊食、肠鸣大气、泻下不爽、臭如败卵、苔厚腻、脉滑或沉实。

脂胡郁黄汤

五灵脂（包煎）、延胡索、郁金各10克，大黄、甘草各6克，砂仁、厚朴各8克。水煎取药汁。每日1剂，分2次服用，7日为1个疗程。本方活血，化瘀，解毒，适用于胆汁返流性胃炎。

延胡索

养生知识

胃炎患者要对症下"食"

胃炎患者七分在养，三分在治。所谓"养"，就是从饮食方面来调理。日常饮食要规律，定时定量，避免暴饮暴食，减轻胃肠负担。注重平时营养的补充，如热量摄入不足，可用干稀搭配的加餐办法补充。宜多吃一些高蛋白、高维生素食物，如鱼、瘦肉、绿叶蔬菜、番茄、大枣等，保证机体营养摄入充分，防止贫血和营养不良。

注意食物酸碱平衡。当胃酸分泌过多时，可喝牛奶、豆浆，吃馒头或面包来中和胃酸；当胃酸分泌减少时，可用浓缩的肉汤、带酸味的水果或果汁等来刺激胃液的分泌，帮助消化。

另外，健胃的食品也宜常吃，如木耳、牛蒡、木瓜等。

胃、十二指肠溃疡

胃、十二指肠溃疡是指胃或十二指肠的黏膜局部被腐蚀，发生糜烂，也称为消化性溃疡。本病发病人群主要为20～50岁的青壮年，男性患者人数多于女性，十二指肠溃疡又远多于胃溃疡。其主要症状为胃脘疼痛，痛点在上腹部正中或略偏左侧，痛如刀割或针刺，而且疼痛与进食有着直接关系。同时，患者还伴有嗳气、泛酸等症状。另外，消化性溃疡具有一定的季节性，晚秋、冬季、初春三时节发病明显多于其他季节。

中医把消化性溃疡归属于胃痛、胃脘痛的范畴，认为与人无规律饮食、暴饮暴食、嗜酒过度或忧思过度、肝气失调而横逆犯胃有关。治疗原则：补气健脾，活血化瘀，解郁疏肝，理气通络。胃、十二指肠溃疡的防治偏方秘方有以下几种。

清幽消痈汤

蒲公英20克，金银花、茯苓、鸡内金各15克，炙甘草、木香（后下）各10克，黄连、大黄（后下）各6克，升麻3克。上药加水煎2次，每次加水500毫升，煎至200毫升，两煎所得药液共400毫升。每日1剂，分2次服，4周为1个疗程。本方清胃肠积热，行气消滞，适用于胃热型溃疡，症见胃痛、胃中有灼热感。

炙草黄芪胶炭汤

炙甘草30克，生地黄20克，黄芪、皂角刺、阿胶（烊化）、仙鹤草、海底柏、乌药、苍术各15克，蒲黄炭、茜草炭各10克。上药加水浸泡30分钟，然后煎2次，混合两煎所得药汁。每日1剂，分上、下午空腹服用，4周为1个疗程。本方补气健脾，散瘀止痛，祛腐生新，适用于胃和十二指肠溃疡，症见胃痛、腹胀、嗳气频繁、泛酸等。

蒲公英　　金银花　　茯苓

鸡内金　　炙甘草　　木香

黄连　　大黄　　升麻

皂角刺

甘麦乌贝散

乌贼12克，生麦芽31克，川楝子、浙贝母、延胡索、甘松各9克，草豆蔻6克，生甘草5克。水煎取药汁。每日1剂，分3次服用。本方温养脾胃，止血化瘀，理气生肌，软坚和化，适用于脾胃阳虚所致的十二指肠溃疡。

疏肝和胃饮

薤白、当归、柴胡、瓜蒌、半夏、煅瓦楞子、蒲公英各10克，枳实6克，陈皮5克，白芍15克，甘草3克。水煎取药汁。每日1剂，分2次服用。本方疏肝和胃，制酸止痛，适用于肝胃不和所致的十二指肠溃疡。

薤白

养生知识

胃溃疡饮食调理

胃溃疡患者多是由吃饭不规律、嗜食生冷食物所导致，所以治病要先改变日常饮食的不良习惯。按规律进食，少量多餐，吃易消化的软性食物，尽量少吃煎炸、生拌、熏制、盐腌的食物。胃溃疡会给患者带来腹痛、反酸等诸多不适，导致患者没有什么食欲，所以，患者的进食速度很重要，一定要慢下来，细嚼慢咽。食物只有经过牙齿反复切磨才会变得柔和，进入胃脏后才不至于过于剧烈地刺激溃疡面。

所选食物最好富含维生素、蛋白质。脂肪不宜进食，它难以消化，而且会刺激胆囊收缩素的分泌，抑制胃排空，不利于溃疡的愈合。

胃下垂

胃下垂是人体内脏下垂中最常见的一种疾病。正常的胃脏呈牛角形，位于腹腔上部。胃如果由牛角形变成鱼钩形垂向腹腔下部，且人出现食欲减退、饭后腹胀等消化系统症状，即可确诊为胃下垂。

胃下垂是胃体下降至生理最低线以下的位置，这种疾病多是由于人长期饮食失节或劳倦过度，致中气下降、升降失常。病者感到腹胀（食后加重，平卧减轻）、恶心、嗳气、胃痛（无周期性及节律性，疼痛性质与程度变化很大），偶有便秘、腹泻或交替性腹泻及便秘。患此种疾病的人，多数为瘦长体型，可伴有眩晕、乏力、直立性低血压、昏厥、体乏无力、食后胀满、嗳气、头晕、心悸等症状。治疗时宜益气升陷，健脾和胃。

胃下垂患者平时要积极参加体育锻炼，运动量可由小到大。避免暴饮暴食，选用的食品应富有营养，容易消化，体积要小。高能量、高蛋白、高脂肪食品摄入量应适当多于蔬菜水果，以求增加腹部脂肪而托住胃体。同时，患者还要减少食量，少吃多餐，减轻胃的负担。卧床时，宜头低脚高。胃下垂的防治偏方秘方有以下几种。

复元升提汤

生黄芪、煨葛根各30克，党参、覆盆子、金樱子、山药、茯苓各15克，莲子10克，升麻6克，鸡内金12克，芡实24克。水煎取药汁。每日1剂，分2次服用。本方益肾健脾，益气升阳，适用于胃下垂。

覆盆子

木香调气汤

木香、厚朴、大腹皮、槟榔片、枳壳、莱菔子各30克，乌药25克。水煎取药汁。每日1剂，分2次服用，24日为1个疗程。本方和胃健脾，适用于胃下垂。

加味半夏泻心汤

半夏、升麻各10克，党参30克，黄连6克，干姜2克，炙甘草、三七各3克。水煎取药汁。每日1剂，分3次服用，饭前服，4周为1个疗程。本方补中益气，升阳举陷，适用于胃下垂。

升提益胃汤

党参40克，炙黄芪50克，枳实、白术、附子各10克，山茱萸15克，升麻15克。水煎取药汁。每日1剂，分2次服用，30日为1个疗程。本方健中益气，升阳举陷，适用于胃下垂。

升胃丸

防风

人参30克，黄芪100克，炒枳壳、升麻各60克，鸡内金40克，防风20克，炙甘草18克。上药共研为细末，炼蜜为丸如梧桐子大。每次服9克，每日服2次，温开水送服。本方益气补胃，升举清阳，适用于胃下垂，症见脘腹胀满、隐隐作痛，体倦乏力，饮食无味等。

养生知识

胃下垂的绿色疗法

胃下垂采取运动疗法，可免去吃药的烦恼。方法：在早晨起床和晚上临睡前，仰卧床上，双脚伸直，全身放松，闭嘴用鼻慢慢吸气3~5秒钟。吸气过程中，有意识地将腹肌缓慢向上提缩，之后缓慢地呼气，使腹肌缓慢还原。重复此动作20次。一吸一呼之间，腹肌张力就可以得到锻炼。

另外，还要做丹田按摩运动。饭后，先静坐20分钟，然后平躺到床上，闭上眼睛，冥想垂胃慢慢地回缩。之后，将手掌放脐下丹田处，以逆时针方向向腹部上方缓慢、轻柔地摩腹半个小时。

这一套运动疗法只要长期坚持，胃下垂可完全治愈。

胰腺炎

急性胰腺炎是常见的急腹症之一，多见于青壮年，发病率女性高于男性（约2∶1），仅次于急性阑尾炎、肠梗阻、急性胆囊炎胆石症。

胰腺炎有急性和慢性两种。急性胰腺炎是胰腺酶消化胰腺本身所引起的急性炎症。多由胰管梗阻、感染或饮酒引起，当胰腺消化液由胰管壁及腺泡逸出后，即对胰腺组织及主管发生消化作用；慢性胰腺炎是指胰腺持续性炎症，并在反复发作的情况下呈局灶性坏死和广泛纤维化病变。急性胰腺炎主要症状是上腹部突然剧烈疼痛、恶心呕吐、黄疸，严重者可发生休克或并发腹膜炎（高热、腹肌强直，拒按）。慢性胰腺炎常有腹痛、腹包块、黄疸、脂肪泻出现。急性发作往往由饱餐高脂肪食物或大量饮酒引起。

中医认为，胰腺炎治疗时宜清热解毒、活血化瘀、调理升降、通腑泄浊。胰腺炎的防治偏方秘方有以下几种。

大黄汤

大黄50克。将大黄煎水200毫升。轻者每日1剂，分2次服用。此汤活血化瘀，清热解毒，通里攻下，适用于急性胰腺炎。

大承气汤

大黄、厚朴、黄芩、黄柏、柴胡各12克，芒硝、枳壳各10克。上药加水煎取药汁500毫升。每日2剂，每6小时服250毫升药汁。本方荡涤实热，消痞除满，适用于急性胰腺炎。

胰胆合剂

柴胡、枳实、生大黄各10克，蒲公英、丹参各30克，黄芩、赤白芍、香附、郁金、生甘草各12克。水煎取药汁。每日1剂，分3次服用。本方清热通腑，适用于急性水肿型胰腺炎。

蒲公英

清胰汤

栀子、牡丹皮、木香、厚朴、延胡索各25克，大黄、赤芍各40克，芒硝15

克。上药加水800毫升，煎取药汁约500毫升。轻者每日1剂，分2次服用。本方清热解毒，理气活血，通里攻下，适用于急性胰腺炎。

番泻叶饮

番泻叶适量。每次取番泻叶5～10克，泡水300～500毫升。频服，首次大便后，改为每日服2～3次，每次5克，保持大便每日3～5次。本方泻下通便，消炎止痛，适用于急性水肿型胰腺炎。

通胰汤

柴胡、郁金、厚朴各15克，黄连、半夏、枳实、木香、芒硝（冲服）各10克，大黄（后下）20克，蒲公英30克。水煎取药汁。轻者每日1剂，分2次服用。本方清热化湿，通里攻下，理气止痛，适用于急性胰腺炎。

柴胡

黄芩

半夏

柴胡黄芩汤

柴胡、黄芩、半夏各9克，白芍15克，枳实、大黄各10克，芒硝12克，甘遂3克。水煎取药汁。病轻者每日1剂，分2次服；病重者每日2剂，各煎2次，分3～4次服用。本方和解通下，清热逐水，适用于急性胰腺炎。

白芍

枳实

大黄

芒硝

甘遂

养生知识

胰腺炎饮食宜忌

胰腺炎患者的饮食应遵循低脂肪、高蛋白、高维生素、高碳水化合物和无刺激性、易消化等原则。急性发作期应禁食1～3日，可静脉补充营养，以免引起对胰腺的刺激；缓解后可给予无脂肪低蛋白的流质，如果汁、米汤、藕粉、面汤、蜜水、番茄汁、西瓜汁、绿豆汤等；病情稳定后，可给低脂肪半流质食物，如鱼、虾、鸡、鸭、瘦肉、豆类及豆制品和含维生素丰富的新鲜蔬菜水果。饮食始终要坚持少吃多餐原则。胰腺炎患者要绝对禁酒，因酒精会引起十二指肠内胰腺管乳头部水肿和胆道括约肌痉挛，导致胰管堵塞和胆汁、胰液逆流或外溢而诱发胰腺炎；忌油炸食品和高脂肪、辛辣食物，因为这些都能对胆囊和胰腺产生不良刺激，如油条、肥肉、花生、芝麻、油酥点心，皆不宜进食。

胆囊炎

胆囊炎是胆囊发生的炎症病变，有急性和慢性之分。症状主要表现：右上腹疼痛，急性且疼痛剧烈者可放射至肩部；腹痛发生12～24小时后会产生不同程度的黄疸；患者胃口差，食欲不振，尤其是不喜食油腻之物；急性胆囊炎会发热，体温在38.5℃以上。

引起胆囊炎的主要原因是人体内有结石，结石嵌于胆囊颈部或胆囊管内，使胆囊胀大，里面浓缩的胆汁排不出去，这种浓胆汁对胆囊壁产生强烈的化学刺激，继而引起胆囊壁水肿、发炎。急性胆囊炎起病多与饱食、吃油腻食物、劳累及精神等因素有关，常突然发病，一开始就出现有上腹绞痛，呈阵发性加剧，并向右肩或胸背部放射，伴有恶心及呕吐。临床治疗多以清热解毒、祛湿泄浊、疏肝利胆、活血消积、通腑导滞等法为主。内外合治，中西结合，对改善病情和配合手术治疗有较好疗效。胆囊炎的防治偏方秘方有以下几种。

加减柴胡汤

柴胡、黄芩、大黄、海金沙各15克，白芍、丹参各20克，枳实、海浮石、鸡内金各12克，金钱草40克。水煎取药汁400毫升。每日1剂，分2次服用。本方疏肝，理气，止痛，清热，利胆，排石，适用于急性胆道感染、胆石症。

大柴胡合剂

柴胡、黄芩各15克，芍药、半夏各12克，枳实10克，大黄9克，大枣10枚，生姜3片。水煎取药汁。每日1剂，分2次服用。本方和解少阳，缓急止痛，适用于胆囊炎引起的胆绞痛。

二金公茵胆汁汤

茵陈、金银花各60克，蒲公英、连翘各40克，赤芍30克，柴胡、鸡内金、黄芩、大黄、姜半夏、生甘草各10克，猪胆汁2毫升。水煎服。每日1剂，分2次服用。本方清热解毒，降逆和胃，疏肝利胆，通腑利湿，适用于急性胆囊炎。

黄芩

15

清胆解毒汤

败酱草30克，枳实、郁金、木香各10克，黄芩15克，黄连5克，全瓜蒌20克。水煎取药汁。每日1剂，分2次服用。本方清热解毒，活血祛瘀，行气止痛，利胆杀菌，适用于急性胆囊炎。

柴胡芩芍汤

柴胡、黄芩各15克，大黄、芍药、法半夏、芒硝各10克，金钱草、虎杖各30克，枳实12克，生姜2片，大枣3枚。水煎取药汁。每日2剂，4次分服。本方通里攻下，和解少阳，适用于急性胆囊炎。

胆囊消炎汤

金钱草、炒薏苡仁各40克，黄芩、青皮、陈皮、枳壳、木香、紫苏梗各10克，槟榔、大黄、郁金、炒白芍各15克，川芎、罂粟壳各6克，川楝子、延胡索各12克，炙甘草8克。水煎3次，取药汁混合。每日1剂，分3次服用。服药后患者排便次数每日1～2次。本方疏肝行气，化瘀止痛，清热利湿，适用于急慢性胆囊炎。

大黄

黄芩

黄连

桃核承气汤加减方

大黄、黄芩、黄连、枳实各6克，桃仁20克，桂枝15克，甘草6克。上药加水煎2次，取药汁混合。每日1剂，分2次服用，急性患者每6小时服1次。本方活血祛瘀，利胆导滞，适用于急慢性胆囊炎。

桃仁

桂枝

甘草

枳实

大黄雪金汤

生大黄、郁金各10克，积雪草20克，川楝子、山楂各12克。水煎取药汁。每日1剂，分2次服用。本方清热利湿，理气通降，适用于急性胆囊炎。

三金六君子汤

金钱草30克，柴胡、陈皮、白术、鸡内金、郁金、枳壳、姜半夏、茯苓、木香（后下）各10克，黄芪、党参各20克，炙甘草6克。上药加水煎2次，以小火煎，混合两煎所得药汁。每日1剂，上下午分服，30日为1个疗程。本方清热祛湿，振运中焦，适用于慢性胆囊炎。

柴胡通胆汤

大黄9克（后入），柴胡、半夏、紫花地丁各15克，黄芩、连翘各12克，生牡蛎45克，金钱草30克，川楝子10克，生麦芽18克。取上药加水煎取400毫升药汁。每日1剂，早晚2次温服。本方疏肝利胆，通腑散结，清泄湿热，适用于急性胆囊炎。

通胆汤

金钱草30克，白术、白芍、柴胡各15克，炙甘草、鸡内金、枳实、黄芩、延胡索、陈皮、大黄（后下）各10克。上药加水煎2次，以小火煎，混合两煎所得药汁。每日1剂，上下午分服，7日为1个疗程。本方清热祛湿，疏肝利胆，泻下通腑，理气止痛，适用于慢性胆囊炎、胆结石。

养生知识

胆囊炎须忌食的几种食物

肥猪肉性味甘平，含油脂特别多，是胆囊炎患者忌口的首选。吃肥猪肉太多，会引起胆囊收缩而产生疼痛。

胡椒性味辛热，而胆囊炎多属中医的实证热证，食之会助火性，不利于胆囊炎的治疗。另外，胡椒刺激性强，易引起胆囊强烈收缩，从而诱发胆绞痛。

羊肉为温补性食物，而胆囊炎患者多为胆经湿热偏盛，再吃羊肉温补的话，极可能致使病情恶化。

鸡肉性味甘温，为肥腻壅滞之物，患有胆囊炎的人应忌食，以免刺激胆囊，引起胆绞痛发作。

鸡蛋性味甘平，含胆固醇非常高，特别是蛋黄。胆囊炎多与胆结石有关，而胆固醇是构成胆结石的重要成分，所以胆囊炎患者吃鸡蛋是大忌。除鸡蛋外，鸭蛋、鹅蛋、鹌鹑蛋等蛋类均不宜多食。

胆结石

胆结石是沉积在胆囊中的结晶状物，它们可大可小，可坚硬也可柔软，数量可能是一个，也可能是数个。一般情况下，胆结石没有什么症状，它只有游离到胆囊管，阻塞胆汁流动时，才会引起人的不适。胆结石症典型的症状是腹痛，可伴有恶心、消化不良和发热。疼痛起因于胆囊收缩，常在进餐1小时之内或半夜发生。

结石也可梗阻在将胆汁引流入小肠的胆总管。一旦这种情况发生，往往会引起炎症或不适。持续时间长了，就会出现肝脏损害和肝功能衰竭，还可引起胰腺炎。

胆结石的发病率有"重女轻男"的现象，女性患者远远高于男性。另外，这种病还常见于40岁以上的肥胖者。胆结石的防治偏方秘方有以下几种。

三仁汤

白豆蔻6克，杏仁12克，薏苡仁、大腹皮各20克，淡竹叶10克，通草5克，半夏15克，滑石30克。水煎取药汁。口服，每日1剂。本方利尿祛湿，行气排石，适用于胆结石症，症见右胁下郁闷不舒、头痛身重、胸痞不饥、舌白不渴、脉濡。

小柴胡汤

柴胡12克，黄芩、半夏、生姜各9克，人参6克，炙甘草5克，大枣4枚。水煎取药汁。口服，每日1剂。本方和解少阳，利胆排石，适用于胆结石症，症见胸胁胀满疼痛、心烦喜呕、往来寒热、口苦咽干、不思饮食、目眩、脉弦。

逍遥散

柴胡、白术、茯苓各10克，当归12克，白芍15克，炙甘草、煨姜各5克，薄荷3克。水煎取药汁。口服，每日1剂。本方疏肝解郁，养血健脾，适用于胆结石。

舒肝解毒汤

柴胡、陈皮、青皮、石斛各20克，黄芩、三棱各10克，金钱草、金银花、蒲公英各25克，白芍、连翘各15克。水煎取药汁。每日1剂，分2次服用。本方舒肝，解毒，化石，适用于肝胆气郁、湿热蕴结导致的胆结石。

胆道排石汤

黄连、木香、黄柏、黄芩各6～12克，茵陈12～24克，金钱草30克，猫爪草9～24克，甘草6克，大黄5～20克，郁金、西党参、法半夏各12克。水煎取药汁。每日1剂，每日2次。本方清热疏肝，理气通里，适用于肝郁气滞、湿热蕴结导致的胆结石。

四逆散

柴胡、枳实、炙甘草各6克，白芍9克。水煎取药汁。口服，每日1剂。本方疏肝理脾，透热利胆，适用于胆结石合并慢性胆囊炎，症见胸胁胀痛不适、腹痛、小便不利。

三金汤

金钱草、海金沙、鸡内金各15克，柴胡、枳实、半夏、大黄、白芍各10克，甘草5克。上药加水煎15分钟，滤出药液；再加水煎20分钟，去渣，混合两煎所得药液。口服，每日1剂。此汤消石止痛，适用于胆结石，症见胸胁苦满、厌食油腻、尿黄。

金钱草　　　海金沙　　　鸡内金

柴胡　　　枳实　　　半夏

大黄　　　白芍　　　甘草

利胆二金散

郁金12克，半边莲、海金沙、石韦各15克，鸡内金6克。上药研为极细粉末，过100目筛，去粗渣，药末装瓶备用。每天中晚餐后，开水送服药末3克，坚持服用1～3个月。本方利胆排石，适用于胆结石、慢性胆囊炎，症见胁肋胀满作痛、腹胀口苦、厌油纳差等。

虎杖金钱草饮

虎杖、金钱草、海金沙、郁金、鸡内金各15克。水煎取药汁。口服，每日1剂。本方解毒清热，利胆除湿，化瘀止痛，适用于胆道结石。

甘露消毒丹

滑石45克，石菖蒲18克，茵陈35克，川贝母、木通各15克，黄芩30克，藿香、射干、连翘、薄荷、白豆蔻各12克。上药共研为细末。用开水冲服，每次9克，每日2次。本方清热解毒，利湿清浊，适用于胆结石合并急性胆囊炎，症见右胁下胀闷痛、胸腹鼓胀、皮肤黄染、口渴呕吐、小便短赤。

仙方活命饮

金银花、陈皮各9克，制乳香、制没药各15克，天花粉6克，穿山甲、皂角刺各5克，赤芍、当归尾各10克，防风、贝母、白芷各3克。水煎取药汁。口服，每日1剂。本方清热解毒，活血止痛，攻坚散结，适用于邪热内结、血瘀气结导致的胆结石。

金钱柴胡汤

金钱草30克，浙贝母、枳实、白芍、柴胡、郁金、海螵蛸各9克，炙甘草3克。水煎取药汁。口服，每日1剂。本方疏肝利胆，解郁止痛，清热化石，适用于胆结石，症见上腹间歇性疼痛，右胁尤剧，或呕吐苦水，或恶心泛酸。

桃核承气汤

桃仁、大黄各12克，芒硝（冲服）9克，桂枝、炙甘草各6克。水煎取药汁。口服，每日1剂。本方破血下瘀，适用于胆石症并发胆囊炎，症见腹部胀痛、烦躁不安，或夜间发热。

活络效灵丹

当归、丹参、生乳香、生没药各15克。水煎取药汁。口服，每日1剂。本方活血化瘀，疏经通络，适用于气血滞凝导致的胆结石，症见右胁下痛如针刺，舌质紫黯、脉弦数。

蒿芩清胆汤

青蒿、滑石、淡竹叶、赤茯苓各10克，黄芩9克，仙半夏、青黛各6克，枳壳、陈皮、甘草各5克。水煎取药汁。口服，每日1剂。此汤清胆和胃，利湿化痰，适用于胆结石合并急性胆囊炎。

养生知识

喝茶可预防胆结石

胆结石患者宜饮一些绿茶。绿茶沏水喝，不仅具有提神清心、清热解暑、止痢除湿等药理作用，还具有降低胆结石形成的作用。美国的一项调查显示，女性每天至少喝1杯绿茶，胆结石形成的风险降低到27%。需注意，绿茶虽好，但是不能沏得太浓，否则适得其反。

细菌性痢疾

人们日常所说的痢疾指的是细菌性痢疾，是由痢疾杆菌引起的急性肠道传染病，以腹痛、大便有赤白脓血为主症，同时伴有全身中毒表现，如发热、血象增高、周身不适等。

小儿是痢疾的高发人群，发病多在夏秋两季。苍蝇常是主要的传播媒介，苍蝇叮了带有痢疾杆菌的粪便再叮食物后，就将病原体带到食物上，小儿吃进了受污染的食物而得病。细菌性痢疾的防治偏方秘方有以下几种。

苦辛利湿方

藿香梗、杏仁、茵陈各6克，炒黄芩、泽泻、通草各3克，黄连、炒黄柏各2.4克，炒苍术、厚朴、大腹皮各4.5克，滑石9克，木香1.5克。水煎取药汁。口服，每日1剂。本方行气和胃，化湿止痢，适用于慢性痢疾。

黄连红曲汤

黄芩、黄连（姜汁炒）、白芍、炙甘草、橘红、红曲、麸炒枳壳、建莲（去皮）各3克，生麻（炒）0.6克。水煎取药汁。每日1剂，分2次服用。本方清热燥湿，行气止痢，适用于细菌性痢疾。

解毒宽肠汤

当归、杭白芍各12克，酒炒黄连、莱菔子、木香各9克，薤白15克。水煎取药汁。口服，每日1剂。本方解毒宽肠，适用于细菌性痢疾。

当归　　　　杭白芍　　　　黄连

莱菔子　　　木香　　　　薤白

黄连乌梅丸

乌梅（炒）、黄连（去须）各120克。上药共研为细末，炼蜜为丸如梧桐子大。每次服20丸，每日2次，用温米汤送服。本方清热止痢，适用于细菌性痢疾。

诃藜勒散

诃子肉（煨）500克。上药研为细末。每次取9克药末，每日3次，用米汤送服。本方收涩止痢，适用于痢疾不止、放屁多。

乌龙煎剂

乌梅30克，地榆12克，山楂20克，龙胆草15克。水煎取药汁。每日1剂，分2次服用。本方清热燥湿，导滞凉血，收敛止泻，适用于细菌性痢疾。

十味止痢汤

川连3～6克，黄芩、黄柏、苦参、椿根皮各10克，煨木香、炒白芍、乌梅炭各6克，金银花炭、地榆炭各15克。上药加水，煎汁150～200毫升。每日1剂，频频饮服。本方清热利湿，调气和血，解毒止痢，适用于小儿急性细菌性痢疾。

三黄止痢汤

生大黄、黄柏、槟榔、木香、焦山楂、枳壳各10克，黄连3克。上药加水煎2次，混合两煎所得药汁共200～300毫升。每日1剂，分次频服，服药期间忌食生冷、油腻食物。本方通腑滑肠，止痢，适用于小儿急性细菌性痢疾。

菌痢汤

黄连20克，金银花、白头翁、秦皮、炒地榆、乌梅、仙鹤草、山楂各50克，大黄30克。上药加水浸泡30分钟，然后煎2次，每次取煎汁250毫升，共取煎汁500毫升，置灌肠器中备用。灌肠，每次灌入150～250毫升，药液温度在37℃左右为宜，保留30分钟，每日2次，3日为1个疗程。本方清热解毒，凉血止痢，适用于细菌性痢疾。

麻黄　　　金银花　　　白头翁

秦皮　　　炒地榆　　　乌梅

仙鹤草　　　山楂　　　大黄

参蛎三荷汤

党参、生牡蛎各31克，荷叶、荷梗、荷叶蒂各15克。水煎取药汁。每日1剂，分2次服用。本方清热利湿，解暑止痢，适用于细菌性痢疾。

卫生汤

白术、山药、扁豆各9克，升麻2.5克，泽泻、人参各4.5克，茯苓6克，黄连、木香各3克，甘草2克。水煎取药汁。每日1剂，分3次温服。本方补脾健运，除湿止痢，适用于细菌性痢疾。

三黄秦芍汤

黄连6克，黄芩、白芍、秦皮、当归各10克，大黄、甘草、木香各5克，白头翁12克。上药加水，煎取药汁250毫升。每日1剂，分3次灌肠。此汤清热解毒，调气行血，适用于小儿急性细菌性痢疾。

苍术

厚朴

黄连

加味平胃散

苍术（炒）、厚朴（制）、黄连、黄芩、泽泻、木香、槟榔、陈皮、甘草各45克。上药合研为细末，装瓶备用。用时，取药末9克，用米汤煎，去渣，温服，每日2～3次。本方调中清化，清热祛湿，适用于细菌性痢疾。

黄芩

泽泻

木香

槟榔

陈皮

甘草

养生知识

痢疾的饮食治疗原则

重症痢疾患者应禁食，以使肠道得到休息。病情减轻后，宜进食一些清淡的流质饮食。患病期间一定不能忘记补充水分，可每天喝3～4杯浓茶。茶叶泡水具有抑菌收敛作用，有利于疾病的康复。

在身体恢复阶段，应吃营养全面的低脂肪的软饭食物，忌食生冷和强烈刺激的食物，如生黄瓜、辣椒等。

患病期间，应限制盐的摄入量，以每日不超过5克为宜。吃得太咸，会影响消化。

便　秘

　　粪便在肠道内滞留时间过长，粪便内所含的水分被过度吸收，以致粪便过于干燥、坚硬，排出困难，正常排便规律被打乱，每2～3日甚至更长时间才排便1次，严重者排出的粪便性状像羊屎或兔屎样，呈球状，就称为便秘。

　　便秘致病原因有许多种，主要原因：生活、工作的紧张，环境的改变，排便习惯和规律被破坏；食欲结构的变异，高热量、高营养、高吸收物质摄入过多，粗纤维食物减少，导致排便次数减少或无规律；滥用泻药或依赖药物排便，如此恶性循环导致肠蠕动无力和肠道干燥；等等。中医学治疗便秘宜清热泻火，顺气导滞，益气养血润肠。另外，平时应多食新鲜蔬菜、水果，保持精神愉快，养成定时排便的习惯。便秘的常见防治偏方秘方有以下几种。

升润汤

　　黄芪、当归、炙甘草各20克，升麻、防风各10克。水煎取药汁。每日1剂，分2次服用。本方升阳润燥，补气益血，适用于虚证便秘。

补气宣肺汤

　　炙麻黄、杏仁、党参、白术、生地黄、炙甘草各10克，当归、桃仁、火麻仁各12克，生黄芪24克，麦冬15克，生石膏20克。取上药浓煎取汁250毫升。每日1剂，分2次服用，连续服药3日。本方补气宣肺，润肠通便，适用于功能性便秘。

锁阳桑椹饮

　　锁阳、桑椹各15克，蜂蜜30毫升。将锁阳切片，与桑椹水煎取汁，再入蜂蜜搅匀。每日1剂，分2次服用。本方补肾益气，适用于气虚之便秘。

锁阳　　　　　桑椹　　　　　蜂蜜

番泻叶饮

　　番泻叶3～5克。上药用开水浸泡。代茶饮。本方清热消导，适用于热结性便秘。

芦荟通便胶丸

　　芦荟6克。将芦荟研成细末，分装入6个空心胶囊内。成人每次吞服2～3粒，小儿每次1粒。本方清热通便，适用于习惯性便秘、热结便秘。

调脾通便汤

白术50克，枳壳、生地黄各15克，黄芪20克，当归、升麻各10克。上药用适量清水浸泡30分钟，然后煎2次，每次慢火煎约1小时，将两次煎得的药汁混合。每日1剂，温服，服药后多饮水。本方补气，健脾，助运，适用于便秘。

加味黄芪建中汤

黄芪、女贞子各20克，桔梗9克，甘草、桂枝各6克，白芍、当归各15克，大枣12枚，生姜3片，饴糖适量（烊化）。水煎取药汁。每日1剂，分2次服用，连服10日为1个疗程，一般服1～2个疗程。本方补气养血，适用于虚证便秘。

硝黄散

大黄5克，芒硝20克，黄酒适量。大黄、芒硝研成细末，用黄酒调和，备用。将药糊敷于脐部，上盖纱布，再用胶布固定，取用热水袋热敷10分钟。本方通便润肠，适用于便秘。

大黄　　　芒硝　　　黄酒

益气活血通秘汤

党参、茯苓、锁阳、当归、桃仁、生地黄、熟地黄各15克，白术、赤芍、红花、火麻仁各10克，山药20克，肉桂、升麻各6克。水煎取药汁。每日1剂，分3次口服，7日为1个疗程。本方补气活血通便，适用于老年性便秘。

惯秘方

清半夏、藿香、郁李仁、厚朴、当归、炒枳壳、桔梗、杏仁泥、桃仁泥各10克，白豆蔻6克。上药水煎取汁。药汁分3次服，每2日服1剂。本方温通中阳，宣利湿热，通畅气机，适用于习惯性便秘。

藿香

虚秘通

蜂蜜、麻油各250毫升，肉苁蓉、锁阳、生晒参各20克，胡麻仁100克，砂仁10克。将肉苁蓉、锁阳、生晒参、胡麻仁、砂仁研成细末，然后与蜂蜜、芝麻油混合拌匀，略加热即成。每日早晨空腹服15～30克。本方补肾益阴，润燥滑肠，适用于老年性便秘。

芪术地黄汤

熟地黄、黄芪、白术各15克，山茱萸肉、山药、茯苓、麦冬、肉苁蓉各10克，泽泻、牡丹皮、枳壳各6克，升麻3克。水煎取药汁。每日1剂，分2次服用。本方益气养阴，泻下通便，畅通气机，适用于老年性便秘。

通便利水方

鲜芦根30克，清半夏、生赭石、肥知母、旋覆花（包煎）、杏仁泥各9克，嫩桑枝24克，大腹绒、厚朴花、陈皮各4.5克，莱菔子12克，清宁片3克（开水泡兑），元明粉2.1克（冲入），苏合香丸1粒。水煎取药汁。口服，每日1剂。此方通滞利水，适用于大便燥秘、腹胀如鼓。

调气润肠通便汤

白术60克，甘草、升麻各3克，生地黄、火麻仁各30克，当归、槟榔各10克，肉苁蓉、生何首乌各15克，酒大黄5克。取上药浓煎取汁250毫升。每日1剂，分3次服用。本方补虚泻实，润肠通便，升降调和，适用于手术后便秘。

白术

葱酒通便方

葱白2根，酒糟10克。取以上2味共捣烂，炒热备用。趁温热敷于脐部，外用消毒纱布固定。本方温里通便，适用于里寒内积所致的大便秘结、小便不利。

瓜蒌甘草饮

全瓜蒌9克，甘草3克，蜂蜜60毫升。水煎前2药，去渣取汁，调入蜂蜜。每日1剂，分2次服用。本方益气补血润肠，适用于肠燥便秘。

全瓜蒌　　　　　甘草　　　　　蜂蜜

养生知识

熟透的香蕉才治便秘

人们都知道一个治疗便秘的食疗方法，那就是吃香蕉。其实，这种认识是知其一而不知其二也。

香蕉，味甘，性寒，具有清热肠、滑便通利的作用，可促进肠胃蠕动，加快排泄人体内产生的废物。对香蕉的这一药性认识早在《本草纲目》中就已有论述：清脾滑肠。但是，香蕉通便的作用仅限于吃熟香蕉，吃生香蕉反而会致便秘。

未完全成熟的香蕉，吃起来有股青涩的口感，涩味的起因是香蕉中含有大量的鞣酸成分。鞣酸进入人体后，会发生很强的收敛作用，使大肠内的粪便脱水、硬化、硬结，从而造成便秘。所以要想治疗大便干结或者便秘，香蕉只能吃熟不能吃生。

如何判断一根香蕉是否熟了呢？从香蕉皮上判断，像许多水果一样，香蕉的成熟程度是在皮上能够显示出来的。人们在水果摊上买香蕉，大多数香蕉的皮都是青绿中泛着些许的黄色，这就是生香蕉，青绿色越重，越生；随着香蕉皮儿颜色转黄，香蕉会一点点变熟；直到香蕉皮表面出现些许黑色斑点，香蕉才算熟了。黑色斑点越多，香蕉也就越熟，其药用价值也就相应地越高。

痔疮

痔，又名痔疮、痔核等，以20～40岁的人为多见，并随着年龄的增长而逐渐加重。痔疮包括内痔、外痔、混合痔，是肛门直肠底部及肛门黏膜的静脉丛发生曲张，形成的一个或多个柔软的静脉团的一种慢性疾病。

中医临床上将痔疮分为风伤肠络、湿热下注、气滞血瘀、脾胃虚弱四个证型。治疗时应以行气活血，逐瘀通络为主。

另外，妇女在围生期间也易发生痔疮疾患。孕妇大便时出血，或伴有块物脱出，血色鲜红，或觉肛门坠胀、瘙痒，或大便秘结，或小便困难，严重时局部肿痛，甚至面色苍白，倦怠乏力。这种痔疮有个专用名词，叫"围生期痔疮"。此病需要孕妇平时注意饮食，多食水果蔬菜，不吃刺激性食物，保持大便通畅。痔疮的防治偏方秘方有以下几种。

地榆槐花饮

地榆炭、槐花各30克，蜂蜜20毫升。将地榆炭、槐花洗净，入锅，加适量水，大火煮沸，改小火煎煮30分钟，去渣取汁，待药汁转温后调入蜂蜜，拌匀即成。上下午分别服用。本方清热凉血止血，适用于热伤肠络型痔疮，对痔疮便血者尤为适宜。

蒲公英汤

鲜蒲公英100～200克。水煎取药汁。每日1剂，分2次服用。本方消炎止血，适用于气滞血瘀型痔疮，症见便血色红、肛门滴血或喷射。

归芎益母饮

益母草50克，当归30克，川芎10克。将益母草、当归、川芎放入锅中，加水煎汤，去渣取汁即成。代茶频频饮用。本方行气活血，调经止痛，适用于气血瘀滞型痔疮，对痔疮患者肛门坠胀疼痛明显及兼有月经不调、闭经、痛经者尤为适宜。

益母草　　　当归　　　川芎

鱼腥草生山楂饮

鱼腥草20克，生山楂、白糖各10克。将鱼腥草、生山楂洗净，入锅，加适量水煎煮30分钟，去渣取汁，待药汁转温后调入蜂蜜，搅匀即成。代茶饮。本方清热解毒，凉血止血，适用于热伤血络型痔疮，对痔疮患者肛门肿痛明显者尤为适宜。

仙鹤草猪大肠煎

仙鹤草鲜根100克，猪大肠200克，盐少许。将仙鹤草鲜根、猪大肠分别洗净，放入锅内，加入凉水2500毫升，而后放入少量盐，沸后用小火炖，直到猪大肠炖熟，锅内留水约500毫升。早晚2次连汤一起服完，每日1剂。本方消炎止血，适用于内痔、混合痔，证属风伤肠络型，大便带血，血色鲜红，无明显肿痛。

木瓜牛奶

木瓜、冰块各100克，鸡蛋黄1个，白砂糖35克，牛奶220毫升。将木瓜去皮、子后，切成小块。木瓜、鸡蛋黄、白砂糖、牛奶一起放入粉碎机中，一边粉碎，一边倒入冰块，约1分钟即成。上下午分别服用。本品清热利湿，益气健脾，适用于湿热下注型直肠脱垂，对体质虚弱者尤为适宜。

马齿苋黄连饮

鲜马齿苋100克，黄连5克，绿茶10克。将鲜马齿苋拣去杂质后洗净，切成小段，与黄连一同放入纱布袋中，扎住袋口，再与绿茶同入砂锅，加水浓煎2次，每次20分钟，合并两次煎液即成。代茶，

马齿苋　　　　黄连　　　　绿茶

频频饮用。本方清热化湿，解毒止血，适用于湿热下注型痔疮便血。

知柏败酱草蜜饮

知母、黄柏各10克，败酱草20克，蜂蜜30毫升。将知母、黄柏、败酱草洗净，入锅，加适量水，大火煮沸，小火煎煮30分钟，去渣取汁，待药汁转温后调入蜂蜜，搅匀即成。上下午分别服用。本方清热化湿，凉血解毒，适用于湿热下注型直肠脱垂。

参芪升麻大枣饮

党参15克，黄芪30克，升麻、大枣各10枚。将党参、黄芪、升麻、大枣洗净，入锅，加适量水，大火煮沸，改小火煮沸40分钟，去渣取汁即成。上下午分别服用。本方补中益气，升提固脱，适用于脾虚气陷型直肠脱垂。

胶艾四物汤

阿胶（烊冲）、当归、六神曲各9克，艾叶、火麻仁各6克，白芍、地榆各10克，熟地黄、何首乌各12克，炙甘草3克。水煎取药汁。口服，每日1剂。本方养血润肠，通便消痔，适用于血虚肠燥型围生期痔疮。

八珍汤

党参、地榆、茯苓、菟丝子各12克，黄芪15克，白术、当归、白芍、熟地黄、阿胶（烊冲）、瓜蒌仁（打碎）、补骨脂、杜仲各10克。水煎取药汁。口服，每日1剂。本方补气养血，通便消痔，适用于气血虚弱型围生期痔疮。

鸡冠花地榆饮

鸡冠花、地榆各15克，仙鹤草6克。水煎取药汁。代茶饮，每日1剂。本方活血润燥，适用于围生期痔疮。

鸡冠花　　　　地榆　　　　仙鹤草

养生知识

痔疮有哪些危害

痔疮的危害主要体现在以下五点。

1.痔疮发病到一定程度，或者在特殊情况下，会易出血，患者出现便血，长期便血可导致贫血。

2.便血或者肛周坠胀是痔疮的症状，但也是一些肠道肿瘤的特征，所以，一些人容易把肠道肿瘤误认为是痔疮，麻痹大意，延误肠道肿瘤的最佳治疗时机。

3.痔疮痔核露在肛门外，分泌物增多，诱发肛门瘙痒症或肛门湿疹，女性患者甚至还会引起妇科疾病。

4.痔疮是长在肛门外的球状物，堵塞肛门，大肠道内的气体排出不通畅，容易使废气憋在人体肠道里面，从而导致小腹胀气。

5.便秘是诱发痔疮的重要原因，同时痔疮也会加重便秘症状。

肛裂

肛裂是因为强行排硬便而造成的肛门外伤。其原因主要是粪便干结，硬性通过肛管时擦伤肛管皮肤，撕裂肛管造成的。肛门上皮与直肠黏膜不同，伸缩性小，如果大便干燥，排便时容易受刺激，被擦伤。它是一种常见的肛肠疾病，约占肛肠病的15%，好发于青壮年，女性多于男性。肛裂的典型症状是疼痛与便血。早期的肛裂只需要改善日常生活习惯就能治愈。但因为是在排便通道口肛门处受伤所以排便时容易使伤口扩大，伤口也就不容易愈合；再加上持续便秘，大便干燥，致使最初很浅的伤口渐渐加深。肛裂的常见防治偏方秘方有以下几种。

四物火麻仁蜜饮

当归、熟地黄各15克，生地黄12克，火麻仁30克，蜂蜜适量。将当归、生地黄、熟地黄、火麻仁洗净，同入锅中，加适量水，煎煮2次，每次30分钟，合并滤液，待药汁转温后，调入蜂蜜，搅匀即成。上下午分别服用。此方养血润肠通便，适用于血亏肠燥型肛裂。

生地槐花饮

生地黄15克，槐花10克，地榆炭12克，蜂蜜适量。将生地黄、槐花、地榆炭洗净，入锅，加适量水，煎煮2次，每次30分钟，合并滤液，待滤液转温后调入蜂蜜即成。上下午分别服用。本方清热凉血，止血润肠，适用于热结肠燥型肛裂，对肛裂便血明显者尤为适宜。

生首乌蜂蜜饮

生何首乌30克，蜂蜜20毫升。将生何首乌洗净后晒干（或烘干），研末，调入蜂蜜，拌和均匀即成。上下午分别服用。本方养血，润肠，通便，适用于血亏肠燥型肛裂。

何首乌

归地黄芩鸡冠花饮

生地黄12克，当归、黄芩、鸡冠花各10克，蜂蜜20毫升。将当归、生地黄、黄芩、鸡冠花同入锅中，加适量水，煎煮2次，每次30分钟，合并滤汁，待滤汁转温后调入蜂蜜即成。上下午分别服用。本方清热凉血，止血润肠，适用于热结肠燥型肛裂。

忍冬藤连翘汤

忍冬藤、天冬、麦冬、玄参、生栀子、大生地黄各9克，连翘12克，黄连、生甘草、莲子心各1.5克，灯心草3克，绿豆30克。上药加水，浸泡40分钟，然后煎2次，混合两煎所得药汁，再加火浓缩100毫升，备用。每次30毫升，每日2~3次。本方清热解毒，润肠通络，适用于肛裂。

白及蜂蜜膏

白及150克，蜂蜜10毫升。白及加水煎煮，煮至药汁浓稠，除去白及，将药汁以小火煮至膏状，离火，加入煮沸的蜂蜜，调匀，装瓶备用。将药膏搽涂患处，每日1次。本方泻火凉血，活血化瘀，适用于肛裂。

白及

决明子黄连饮

决明子30克，黄连3克，绿茶2克。将决明子、黄连洗净，与绿茶一道放入大号杯中，用沸水冲泡，加盖闷10分钟即成。代茶频用，可冲泡3~5次，当日饮完。本方清热凉血，止血润肠，适用于热结肠燥型肛裂。

决明子　　　　黄连　　　　绿茶

养生知识

预防肛裂该怎么办

预防肛裂，首要的任务是保持大便通畅，不便秘。预防便秘最简单的方法就是多喝水，每天喝水至少要在1500毫升，夏天、干重体力活时则更要多喝一些。

一些人如厕排便时喜欢看书看报，无形中会导致下蹲和排便时间延长，容易造成肛门直肠内瘀血而诱发疾病。这种坏习惯一定要改正。

排便时一定不要用力过猛，这样容易给直肠肛门和盆底肌肉增加不必要的负担，会导致局部瘀血，导致肛裂的发生。

肛瘘

肛瘘为肛周与肛管或直肠相通的慢性瘘管，又称肛门直肠瘘，多为肛腺感染化脓后所遗留的腔道。肛瘘以肛周流脓水、肿痛、瘙痒为主要临床表现，继发感染时，可出现恶寒发热、口渴便秘等全身症状；肛周局部常可见有一个或多个溃口，并可触及索状或大片硬结组织。本病治疗以手术为主，食疗等自我治疗方法对肛瘘有辅助治疗作用，可改善流脓水、肿痛、瘙痒等临床症状及协助控制肛瘘继发感染。

肛瘘的防治偏方秘方有以下几种。

蒲公英苦参蜜饮

蒲公英30克，苦参、地榆各15克，川芎10克，蜂蜜适量。将蒲公英、苦参、地榆、川芎洗净，入锅，加适量水煎煮40分钟，去渣取汁，待药汁转温后调入蜂蜜，即成。上下午分别服用。本方清热解毒，利湿消肿，适用于湿毒内蕴型肛瘘。

蒲公英

百合银花饮

百合30克，金银花20克，冰糖适量。将百合、金银花、冰糖同放入砂锅中，加水1000毫升，煎沸5分钟，凉后取汁即成。代茶频频饮用。本方清热利湿，养阴托毒，适用于阴液亏虚型肛瘘，对口干口渴、舌红少津明显者尤为适宜。

女贞桑椹煎

女贞子、制何首乌各12克，桑椹15克，旱莲草10克。将女贞子、桑椹、制何首乌、旱莲草洗净，放入砂锅中，加适量水，大火煎沸，然后改用小火煎30分钟，滤汁；再将药渣加适量水，煎煮25分钟，滤取汁液，合并两次汁液。上、下午分别服用。本方养阴清热，利湿托毒，适用于阴液亏虚型肛瘘。

女贞子

制何首乌

桑椹子

旱莲草

生黄芪煎

生黄芪60～150克。水煎取药汁。每日1剂，分2次服用。本方益气托毒，适用于气血不足型肛瘘，症见病程较长、外口皮色暗淡、脓液清稀、形瘦乏力。

养生知识

肛瘘患者的饮食宜忌

肛瘘的发生多是湿热郁结所致，所以对油腻生湿热的食物应有所节制，而清淡并含有丰富维生素的食物宜多食，如冬瓜、丝瓜、绿豆、萝卜等。

肛瘘长久不愈，必然会影响体质，导致身体发虚，所以患者在日常饮食中宜吃富含蛋白质类的食品，如牛肉、瘦猪肉、蘑菇等。

酒、葱、辣椒等辛辣刺激性的食物，肛瘘患者一定要忌食。鱼、虾、蟹等发物也应忌食。

脂肪肝

脂肪肝是因脂肪在肝内的堆积所致。根据肝细胞内脂滴大小不同，又可分为大泡型脂肪肝和小泡型脂肪肝两大类。造成脂肪肝的原因很多，肥胖是一个重要原因，营养素摄入不足也会引起脂肪肝。酗酒、糖尿病、肝炎患者吃糖过多等原因都会引起脂肪肝。临床主要症状为短期内体重迅速增加，食欲亢进，肢体沉重，大便溏，甚则黏滞不爽，脉沉或沉滑，舌质偏暗，苔多见白腻。治疗时宜清热利湿、行气活血、化痰降浊，舒肝利胆。脂肪肝的防治偏方秘方有以下几种。

参芪茵陈汤

丹参、黄芪、茵陈各30克，柴胡、当归、鸡血藤各15克，白术、牛膝、泽泻、山楂、枸杞子、仙灵脾、枳壳、黄皮各10克，生大黄（后下）9克。水煎取药汁。每日1剂，分2次服用。连服2～4个月。本方健脾补肾，活血通络，行气化湿，适用于脂肪肝。

降脂益肝汤

泽泻20～30克，生何首乌、草决明、丹参、黄精各15～20克，生山楂30克，虎杖12～15克，大荷叶15克。水煎取药汁。每日1剂，分2次服用，连服4月为1个疗程。本方清热利湿，活血化瘀，适用于脂肪肝。

人参枸杞子饮

人参2克，枸杞子30克，粟米100克。将人参晒干或烘干，研成极细末，备用。将粟米和枸杞子淘洗干净，放入砂锅，加适量水，先用大火煮沸，再改用小火煨煮40分钟，待粟米粥将熟时调入人参

人参　　　枸杞子　　　粟米

细末，搅匀即成。代茶饮，可连续冲泡3～5次，当日饮完。本方降脂降压，适用于肝肾阴虚型脂肪肝。

祛湿化痰复肝汤

茵陈、白豆蔻、厚朴花、泽兰叶、郁金、金钱草、草决明、生槐花各15克，土茯苓20克，生薏苡仁、山楂、丹参各30克。水煎30分钟，去渣取药汁。每日1剂，分2次服用。本方祛湿化痰，平肝活血，适用于脂肪肝。

丹参山楂饮

丹参、山楂各15克。将丹参、山楂洗净，晒干或烘干，研成粗末，充分混匀后一分为二，装入绵纸袋中，封口挂线，备用。代茶饮，每日2次，每次1袋，放入杯中，用沸水冲泡，加盖闷15分钟即可，一般每袋可连续冲泡3～5次。本方活血化瘀，护肝降脂，适用于气滞血瘀型脂肪肝。

姜黄陈皮绿饮

姜黄、陈皮各10克，绿茶3克。将姜黄、陈皮洗净，晒干或烘干，姜黄切成饮片，陈皮切碎，与绿茶共研为粗末，一分为二，装入绵纸袋中，封口挂线，备用。代茶饮，每次取1袋，放入杯中，用沸水

姜黄　　　　　陈皮　　　　　绿茶

冲泡，加盖闷15分钟即可，一般每袋可连续泡3～5次，当日饮完。本品活血行气，散瘀降脂，适用于气滞血瘀型脂肪肝。

养生知识

预防脂肪肝

随着人们生活水平的提高，脂肪肝的发病率也越来越高，平均发病率超过20%。那么该如何预防脂肪肝呢？注意以下几点。

1.吃得科学。日常少吃高热量、高脂肪、高胆固醇的食物，如甜食、鸡蛋黄、肥肉、动物内脏、鱿鱼等；可选择性地多吃一些蔬菜和水果，如冬瓜、萝卜、菠菜、芹菜、茄子、苦瓜、白菜、西瓜、苹果、香蕉等。

2.禁酒或少饮酒。酒精需要在肝脏中分解，酒足饭饱是产生脂肪肝的重要原因之一。对患有脂肪肝的人来说，应该禁酒。

3.多运动。人体脂肪代谢过少，脂肪肝就易形成，消耗人体脂肪的最佳方式就是运动，如跑步、散步、打球等。

4.控制体重。大部分脂肪肝患者的体重都超标，所以这些人应该减肥。

5.形成良好的生活习惯。好习惯是健康的基础，例如饭后切忌马上躺倒，也忌坐着不动。

肝硬化

肝硬化是一种常见的由不同病因引起的慢性进行性、弥漫性肝脏疾病。其病理特征为肝细胞变性、坏死、结节性再生、纤维组织增生、假小叶形成、肝结构紊乱，以致影响肝内正常血流，使血液循环瘀滞。治疗时要分清气滞、血瘀、湿热及寒湿的偏盛，分别采取行气活血、破瘀逐水、清热化湿、温化寒湿及健脾利水等法，同时还需注意攻补兼施。肝硬化的防治偏方秘方有以下几种。

黄芪丹参黄精汤

黄芪、丹参各20～30克，黄精、鸡内金（研末冲服）、板蓝根、连翘、败酱草各15～20克，白术、茯苓、郁金、当归、女贞子各12～15克。水煎取药汁，每日1剂，分2次服用。本方益气养阴，解毒消积，适用于早期肝硬化。

理气通络利水汤

茵陈20克，丹参、郁金、木通、地龙、重楼、连翘、白术、柴胡各10克，板蓝根、厚朴各15克，生黄芪、白茅根、王不留行各30克，熟大黄6克。水煎30分钟，去渣取药汁。每日1剂，分2次服用。本方理气活血，通络利水，适用于肝硬化腹水。

软肝利水汤

丹参、白茅根各60克，猪苓、茯苓各20克，木通、大腹皮、陈皮、莱菔子各10克，茵陈15克，木香6克，甘草3克。上药水煎3次，混合三煎所得药汁，共取浓缩药汁250毫升。每日1剂，分2次服用。本方行气疏肝，利水活血，适用于肝硬化腹水。

猪苓

清热利胆退黄汤

茵陈50克，金钱草、白茅根各30克，郁金、丹参、栀子、大黄、木通各10克，黄柏20克，滑石粉15克。先煮茵陈15分钟，去渣取药汁，再合煮其他的药材30分钟，去渣取药汁；将分煎的药汁混合。每日1剂，分2次服用。本方清热祛湿，利胆退黄，适用于胆汁性肝硬化。

滋补肝肾治臌汤

生地黄、郁金各10克，山药12克，丹参、石斛各30克，牡丹皮、泽泻、女贞子各9克，楮实子20克，白茅根、车前子、冬瓜皮、山茱萸肉各15克。水煎60分钟，去渣取药汁。每日1剂，分2次服用。本方滋补肝肾，利水消臌，适用于肝硬化腹水。

理气除胀治臌汤

柴胡、枳壳、郁金、大腹皮各9克，木香、沉香各6克，丹参、连翘、车前子各15克，厚朴12克，白术、白芍各10克。水煎20分钟，去渣取药汁。每日1剂，分2次服用。本方疏肝理气，除湿散满，适用于门静脉性肝硬化。

补肾养血汤

盐枸杞、制巴戟、制续断、当归、酒白芍、炒枳壳、泽泻、木瓜、萆薢各9克，厚朴6克，汉防己、茯苓各12克，黄芪15克，竹茹30克。水煎取药汁。每日1剂，分2次服用。本方补肝肾，养气血，适用于肝硬化腹水恢复期。

巴戟天

苍牛防己汤

苍术、白术、川牛膝、怀牛膝、防己、大腹皮各30克。上药先用冷水浸泡2小时，浸透后煎煮；煎时以水淹没全药为度，小火煎煮2次，首煎50分钟，煎成后两煎混匀，总量以250～300毫升为宜。每日1剂，分2次服用，饭后2小时服；腹胀严重，不能多进饮食，药后腹满加重者，可少量多次分服，分为4～5次服亦可，但需在1日内服完1剂。本方健脾疏肝，活血行水，适用于肝硬化腹水。

苍术　　　　白术　　　　川牛膝

怀牛膝　　　防己　　　　大腹皮

养生知识

肝硬化患者的禁忌

肝硬化患者在日常生活中需要多休息，才能有利于肝细胞的再生及病情的稳定。此外，肝硬化患者还有许多禁忌，必须牢记于心。

1.忌滥服药物。肝硬化时，肝功能大大降低，药物在肝内的解毒过程减缓，易在体内产生蓄积。凡药三分毒，所以要尽量少用药。

2.忌酒烟。酒精对肝细胞有直接伤害，更何况肝脏已经发病了。所以，要绝对忌酒。香烟中的尼古丁有收缩血管作用，长期吸烟会使肝脏供血减少，影响肝脏的营养吸收，不利于肝病的稳定。

3.忌食太多的蛋白质。肝硬化患者补充蛋白质，有利于肝组织恢复和再生。但是，补充蛋白质应有度，切忌太多，不能每日三餐都补，否则会适得其反，产生副作用。因为过量的蛋白质在体内产生大量的氨，受损肝脏不能及时将氨转化为无毒物质并排出，最终结果可导致肝昏迷。

4.忌大量吃糖。肝硬化患者若大量地进食糖，会出现肝性糖尿病和脂肪肝，给肝硬化的治疗带来麻烦。

5.忌食辛辣和太咸的食物。肝硬化常并发胃黏膜糜烂和溃疡病，辛辣食物会使本已受伤的胃黏膜受到刺激，极易造成上消化道出血。食入太多的盐分，容易造成腹水或浮肿，因此肝硬化患者必须严格控制盐的摄入量。

6.忌情绪悲观。悲观的情绪会使人体免疫功能失调，不利于肝硬化的治疗。

食管癌

食管癌是指发生于食管黏膜上基底细胞的恶性肿瘤，为消化道的常见恶性肿瘤之一。食管癌最常见的症状为吞咽困难，早期症状多不明显，有时仅感吞咽食物时不适，有食物停滞感或有噎塞感，随病情发展而发生进行性吞咽困难。中晚期患者伴有前胸后背持续性疼痛，胸骨后有烧灼感，伴发纵隔炎、肺炎、消瘦明显、体重下降、大便秘结、呕吐涎沫、声音嘶哑等症状。食管癌应争取早期发现，早期诊断，早期治疗。现代医学对本病的治疗手段主要有外科手术、放射治疗和化学药物治疗。外科手术切除对早期食管癌疗效较好，术后5年生存率达90％左右。晚期食管癌不宜手术而常采取放射治疗。术后治疗可结合放射治疗、化学治疗和中医药综合治疗，可延长患者生存期，缓解临床症状。本病属中医"噎膈""反胃""关格"等范畴。食管癌的防治偏方秘方有以下几种。

地黄茱萸泽泻汤

生地黄15克，山茱萸、泽泻、牡丹皮、山药、茯苓、牛膝、薏苡仁、鸡内金、麦冬、石斛各10克，生牡蛎30克。水煎取药汁。每日1剂，分2次服用。本方养阴补肾，消肿散结，适用于食管癌。

斑蝥蜈蚣红娘散

斑蝥1只，蜈蚣2条，红娘子30克，乌梅、木香、轻粉、土鳖虫各10克，山豆根15克，大枣10枚，黄连6克。上药共研细。口服，每次6克，每日2次。本方解毒散结，消肿止痛，适用于食管癌。

白花蛇舌草抗癌汤

白花蛇舌草30克，蒲公英80克，半枝莲12克，山豆根15克，山慈姑、鸦胆子、黄药子、露蜂房各10克，三七参9克，斑蝥（去头足）1克，蟾酥0.5克。水煎取药汁。每日1剂，分2次服用。本方清热解毒，活血祛瘀，抗癌散结，适用于瘀毒内结型食管癌。

白花蛇舌草

硇砂海藻昆布汤

硇砂2.7克，海藻、昆布各15克，草豆蔻9克，乌梅3个，白花蛇舌草20克，半枝莲60克。水煎取药汁。每日1剂，分2次服用。本品解毒，软坚散结，适用于食管癌。

四汁莲藤汤

韭菜汁、生姜汁、蜜汁、梨汁、鲜竹沥各适量，半枝莲、半边莲、藤梨根各30克，旋覆花（包）12克，代赭石（先煎）15克，姜半夏、陈皮、佛手、薤白头各10克。水煎取药汁。每日1剂，分2次服用，30剂为1个疗程。本方降逆和胃，理气化痰，适用于痰湿交阻型食管癌。

僵蚕玄参夏枯草汤

僵蚕、金银花各15克，玄参、麦冬、夏枯草各30克，大枣150克，壁虎5条，甘草、莪术各10克。水煎取药汁。每日1剂，分2次服用。本方扶正解毒，适用于食管癌。

僵蚕	金银花	玄参

麦冬	夏枯草	大枣

党参双冬山药汤

党参12克，麦冬、天冬、山药各15克，代赭石31克，知母、花粉、当归、法半夏、枸杞子、瓜蒌仁、土鳖虫各10克。水煎取药汁。每日1剂，分2次服用。本方益气，化痰，活血，适用于食管癌。

莪术	壁虎	甘草

半枝莲丹参汤

半枝莲、代赭石（先煎）、白花蛇舌草、刘寄奴各30克，金佛草、柴胡、香附、郁金、炒枳壳、沙参、麦冬、玄参、清半夏、丹参各10克。水煎取药汁。每日1剂，分2次服用。本方益气活血，解毒化痰，适用于食管癌。

土鳖虫蜈蚣汤

土鳖虫15克，蜈蚣2条，山慈姑、半枝莲、党参各20克，半夏10克。水煎取药汁。每日1剂，分2次服用，7剂为1个疗程。本方益气活血，解毒化痰，适用于食管癌咽下困难。

参芪白芍山药汤

黄芪30克，党参、白芍各15克，白术9克，山药37克，熟地黄20克，当归11克，赤芍12克，白花蛇舌草40克，焦三仙各9克，急性子、生甘草各6克。水煎取药汁。每日1剂，分2次服用。本方益气养血扶正，化瘀解毒祛邪，适用于气虚血虚、瘀毒内结型食管癌。

党参

陈皮半夏木香汤

陈皮、黄连、清半夏、枳壳、木香、厚朴各12克，丹参、重楼各30克，三棱、莪术各13克，大黄、白芷各7克，砂仁6克，吴茱萸、甘草各5克。水煎取药汁。每日1剂，分2次服用。本方理气化痰，活血散结，适用于食管癌。

菱角紫藤诃子饮

菱角、紫藤、诃子、薏苡仁各10克。将菱角、紫藤、诃子、薏苡仁放入砂锅中，加水煎汤。上下午分别服用。本方解热健脾，防癌抗癌，适用于食管癌。

参芪白术姜枣汤

党参12克，黄芪、白术、茯苓各15克，陈皮、半夏各9克，砂仁、甘草各6克，生姜3片，大枣5枚。水煎取药汁。每日1剂，分2次服用。本方温补脾肾，益气回阳，适用于食管癌气虚阳微型。

党参　　黄芪　　白术

茯苓　　陈皮　　半夏

砂仁　　甘草　　生姜　　大枣

养生知识

常吃酸菜易诱发食道癌

调查发现，中国食道癌高发区的人们都有吃酸菜的习惯，常吃酸菜的人比不常吃酸菜的人患食道癌的概率要高很多。为什么酸菜会诱发食道癌呢？酸菜是用酸渍法保存的一种蔬菜，腌制过程中，酸菜缸内常有一层白色的霉苔，这种白色的霉苔中含有一种对食管有致癌作用的霉菌。

酸菜中含有的硝酸盐成分相对较多，其可还原成亚硝酸盐。亚硝酸盐一旦大量进入人体，就能与血红蛋白结合成高铁血红蛋白，让人体出现发绀等缺氧症状。亚硝酸盐还易与体内的仲胺合成亚硝胺类物质，对人体产生伤害。另外，酸菜中的致癌物质还包括苯并芘和其他多环芳烃类化合物。

因此，为了保护身体健康，吃酸菜要适量。特别是霉烂的酸菜，一定不要吃，尽早扔掉。

当归红花桃仁汤

当归20克，红花、柿霜、干蟾皮、桃仁、穿山甲、大黄各10克，党参、天冬、半枝莲、代赭石各30克，天冬、莪术、半夏、知母各15克。水煎取药汁。每日1剂，分2次服用。本方活血化瘀，清热解毒，适用于食管癌。

半夏党参丁香汤

半夏、党参各12克，龙葵30克，丁香3克，代赭石24克，桔梗、旋覆花、竹茹、白芷、蛇莓、半枝莲各15克。水煎取药汁。每日1剂，分2次服用。本方降气化痰，解毒散结，适用于食管癌。

八角金盘石见穿汤

八角金盘、泽兰、青皮、丹参各10克，石见穿、半边莲、生山楂各15克，八月札30克。水煎取药汁。每日1剂，分2次服用。本方清热解毒，活血化瘀，适用于食管癌。

当归杭芍柴胡汤

当归、杭白芍、茯苓各15克，柴胡、焦白术、重楼、白芥子、僵蚕、土鳖虫、旋覆花各10克，郁金12克，夏枯草、代赭石各30克。水煎取药汁。每日1剂，分2次服用。本方疏肝理气，软坚散结，适用于食管癌。

胃癌

胃癌是指发生在贲门、胃体、幽门部胃黏膜上皮及肠化上皮的恶性肿瘤，在我国占各部位恶性肿瘤死因的第1位。胃癌的主要症状：早期的胃癌没有什么症状或者没有什么特殊的症状；随着癌肿的发展，可以出现一系列的变化，例如上腹饱胀、上腹不适，或感到隐痛，也可剧痛，胃纳减退、消化不良；癌症较严重时，会出现消瘦、乏力、精神不振、贫血、呕血、胃穿孔等，同时可伴有低热。如果患者身体较消瘦，自己甚至还可在上腹部摸到肿块。

为什么会得胃癌？很重要的一个原因就是饮食习惯。一些人比较常吃重口味的食物，如腌制食物、辛辣食物、盐渍食品、熏制食物、含亚硝胺类化合物类会食物等，这些都增加了胃癌发病的概率。进食霉变的食物，也会诱发胃癌。除饮食条件外，遗传因素、环境因素、个人的免疫因素也与胃癌有关。总之，胃癌的发病原因比较复杂。

胃癌患者在治疗过程中，可遵医嘱配合食物疗法更显效果。改变不良的饮食习惯，多吃新鲜蔬菜、水果，多饮新鲜牛奶，提倡饮茶，食物冰箱贮藏等。不吃烫食，不暴饮暴食，不过快进食，避免进食粗糙食物，不在情绪欠佳时进食，不酗酒，不吸烟。此外，还应切实做到高度重视胃部慢性疾病的治疗，防患于未然。胃癌的防治偏方秘方有以下几种。

白及乌贼骨散

白及180克，海螵蛸、枯矾各120克，牵牛子、小苏打各240克，蛤蜊粉、瓦楞子各90克，陈皮、香附各60克。取上药共为细末。每日饭前服用12~18克，分2~3次服。本方可抗癌，适用于溃疡性胃癌。

石菖蒲土鳖虫汤

石菖蒲3克，土鳖虫、丹参、白豆蔻各9克，金钱草、接骨仙桃草、棉花根、铁树叶各15克，鬼针草30克，甘松、仙茅各4.5克。水煎取药汁。每日1剂，分2次服用。本方活血化瘀，消积散结，适用于胃癌。

白及

参苓芪术当归汤

生党参、生黄芪各15克，茯苓、生白芍各12克，醋青皮9克，炒白术、香谷芽、炒当归、广郁金、炒莪术、三棱各10克，绿萼梅6克。水煎取药汁。每日1剂，分2次服用。本方益气养血，化瘀散结，适用于胃癌。

参芪白术菝葜汤

党参、黄芪各15～20克，白术15克，生薏苡仁、菝葜各30克，生半夏12～15克，狼毒3～4.5克，陈皮6克，甘草3克。水煎取药汁。每日1剂，分2次服用，3个月为1个疗程。本方健脾散结，适用于晚期胃癌。

乌蛇鹿角霜散

乌蛇、鹿角霜、螃蟹各60克。将以上3味晒干碾细末，装瓶备用。每次5克，每日3次。本方破瘀消积，通络止痛，适用于气滞血瘀型胃癌。

乌蛇　　　　鹿角霜　　　　螃蟹

参芪鸡血藤汤

生黄芪、太子参、鸡血藤各30克，白术、茯苓各10克，枸杞子、女贞子、菟丝子各15克。水煎取药汁。每日1剂，分2次服用。本方益气养阴，健脾益肾，适用于胃癌。

山豆根莪术汤

山豆根、山慈姑、土茯苓、金银花、连翘、虎杖、焦栀子、半枝莲、浙贝母、三棱、莪术、丹参、赤芍、穿山甲、土鳖虫、党参、黄芪、焦三仙各10克。水煎取药汁。每日1剂，分2次服用。本方益气活血，解毒散结，适用于胃癌。

附子人参良姜汤

附子、沉香各4.5克，人参7.5克，高良姜4克，姜半夏9克，木香3克。水煎取药汁。每日1剂，分2次服用。本方温阳暖胃，理气化瘀，适用于胃癌寒证。

附子　　　　　沉香　　　　　人参

高良姜　　　　姜半夏　　　　木香

参术茯苓枸杞汤

党参、生黄芪、芡实、莲子肉、熟

地黄各15克，白术、茯苓、黄精各12克，甘草3克，白毛藤、白花蛇舌草各30克，三七1.5克（研冲），大枣6枚，沙参10克，枸杞子9克。水煎取药汁。每日1剂，分3次服用。术前、术后或化疗中均可服用。本方扶正培本，健脾和胃，理气消导，消瘀化结，适用于胃癌。

蜈蚣全蝎乳没散

炙蜈蚣、全蝎各10克，乳香、没药各15克。将炙蜈蚣、全蝎、乳香、没药分别拣杂，洗净，晒干或烘干，炙蜈蚣、全蝎切碎，乳香、没药敲碎，共研成细末，分成9包，瓶装，防潮，备用。每日3次，每次1包，温开水送服。本方活血止痛，解毒散结，适用于瘀血凝滞、气滞血瘀型癌症疼痛。

蜈蚣

蜈蚣乌蛇散

蜈蚣40条，乌蛇120克，土鳖虫、血竭各60克，白术、枳壳各100克。将以上6味晒干或烘干，共研成细粉，瓶装备用。每次服用药末3克，每日3次。本方解毒化瘀，抗癌，适用于瘀毒内阻型胃癌。

蜈蚣

乌蛇

土鳖虫

血竭

白术

枳壳

养生知识

预防胃癌

预防胃癌，需要注意以下六点：第一，注意饮食，少吃刺激性食物，多吃易消化食物；第二，尽量少吃油炸、油煎的食物，不吃过烫的食物；第三，不吃发霉、变质的食物，多吃新鲜果蔬；第四，有胃溃疡的人，应积极治疗，定期做胃镜检查，以防溃疡癌变；第五，患有萎缩性胃炎的人，如果发生胃息肉，特别是其直径大于2厘米以上者，应定期做胃镜检查；第六，在胃癌高发地区的人们应定期进行胃部检查，防患于未然。

肝癌

肝癌是指发生于肝脏的恶性肿瘤。肝细胞癌变初期，症状通常不太显明，容易让人忽视，但还是有以下特点：食欲明显减退，腹部闷胀，消化不良，有时出现恶心、呕吐；不明原因的鼻出血、皮下出血；右上腹隐痛，或肝区持续性或间歇性的疼痛，变换体位时疼痛有时加剧；人的体重减轻，四肢无力，不明原因的发热及水肿，皮肤瘙痒，甚至出现黄疸。

肝癌分为两种，即原发性肝癌和继发性肝癌。人们日常所说的肝癌多为原发性肝癌。原发性肝癌的发病率占恶性肿瘤的前五位。病毒性肝炎患者是肝癌高发人群，特别是乙肝患者，比没有患过乙肝的人患肝癌的概率要高10倍之多。大量酗酒、长期进食含毒素成分食物的人群，患肝癌的风险也会随之增大。

肝癌的防治偏方秘方有以下几种。

大黄皮硝糊

大黄、黄柏、芒硝、芙蓉叶、姜黄各50克，乳香、没药、冰片、天南星各20克，雄黄30克，天花粉10克。上药共研为细末，以水调为糊。外敷患处，每日1次。本方可止痛消肿，适用于肝癌疼痛、上腹肿块。

益气散疾汤

黄芪、茯苓、白花蛇舌草、半枝莲各30克，白蓟25克，党参18克，制香附、全当归各15克，土炒白术、三棱、莪术、延胡索各10克，三七粉2克。上药除三七粉外，水煎取药汁。喝药汁，三七粉冲服。本方益气活血，散瘀止痛，适用于气虚血瘀型肝癌。

预知子石燕汤

预知子、石燕、马鞭草各30克。水煎取药汁。口服，每日1剂。本方清热化痰，解毒散结，适用于肝癌。

预知子　　　　石燕　　　　马鞭草

鼠妇汤

干燥鼠妇60克。上药加水适量，水煎2次，取汁240毫升，2汁混合，备用。口服，分次服用。服药期间禁食酸、辣、腥味食物。本方擅破血，利水，解毒，止痛，适用于肝癌剧痛。

火硝明矾糊

火硝、明矾各9克，胡椒18克，黄丹、麝香各3克，米醋适量。上药除米醋外，共研为细末，然后以米醋调成糊状。外敷于涌泉穴。本品可止痛，适用于肝癌引起的疼痛。

消瘕汤

鳖甲（先煎）、白术各15克，白芍30克，枳壳、木香各1.5克，甘草、郁金各3克，白豆蔻2粒，牡丹皮、天花粉、香附各6克，茯苓、巴戟天各10克。水煎取药汁。每日1剂，分2次服用。本方导滞散结，适用于肝癌。

白芍栀子饮

白芍35克，栀子、川贝母、牡丹皮、没药、枳壳、金银花、甘草、蒲公英、青皮各10克，当归25克，茯苓20克，白糖30克。上药加水适量，以中火煮沸，再用小火沸煎25分钟，滤渣取汁，调入白糖即成。每次饮汁100毫升，每日3次。本方祛瘀消肿，适用于肝癌。

雄黄散

雄黄、朱砂、五倍子、山慈姑各等份。上药共研为细末。每次吸入少许药末。本方清瘀散结，解毒化瘀，适用于肝癌。

五倍子

白花蛇舌草饮

白花蛇舌草、白茅根各200克，白糖30克。白花蛇舌草、白茅根洗净，放入锅内，加水大火烧沸，改小火煎煮25分钟，滤渣取汁，调入白糖即成。每次饮汁100毫升，每日3次。本方解毒消癥，适用于肝癌。

白花蛇舌草　　白茅根　　白糖

菊花散

菊花60克，紫金锭6克，牛黄、青黛各12克。上药共研为细末，装瓶备用。用时，取3克冲服，每日3次。本方清热解毒，适用于肝癌。

退黄消胀汤

石见穿、半枝莲、白花蛇舌草各30克，郁金9克，丹参、马蹄金、八月札、矮地茶各15克。水煎取药汁。口服，每日1剂。本品退黄消胀，适用于肝癌，症见黄疸、肝区胀痛。

半枝莲汤

玉簪根9克，半枝莲、半边莲、薏苡仁各30克。水煎取药汁。每日1剂，口服。本方清热解毒，化湿消肿，适用于肝癌。

养生知识

如何减轻肝癌带来的疼痛

肝癌发展到晚期时，病灶出现反射性疼痛，给患者带来身心上的痛苦。不妨利用以下几个小方法来缓解疼痛。

1.取舒适的体位。患侧卧位及半卧位可以减轻腹壁紧张度，从而减轻疼痛。

2.局部按摩，动作轻柔，千万别用力，否则容易造成肿块破裂或扩散。

3.看电视、小说、漫画等，转移注意力。

4.疼痛发作时，采取胸式深呼吸来减轻腹部的疼痛。

5.吃一些清淡、低脂、无刺激的易消化食物，一次进餐不能太饱，少吃多餐。

6.保持乐观情绪，紧张、焦虑的情绪通常会让疼痛加剧。

7.实在疼痛难忍时，可以采取药物治疗。

肠癌

肠癌是发生于人体肠道的恶性肿瘤，主要指直肠癌和结肠癌。直肠和结肠都属于人体大肠组织，当其细胞癌变时，人通常会出现便血，并有不同程度的便不尽感、肛门下坠感，甚至出现腹泻。还往往忽视这些细胞癌变示警信号，误认为是痔疮。癌症继续恶化后，出现腹泻、贫血、体力下降等症状。肠癌还会侵犯膀胱、肺脏等，引发尿急、尿痛、干咳、胸痛等。

关于肠癌发病的原因，医学界至今还未有一个清晰的结果。但可以肯定的是，它与人的饮食习惯、遗传因素有着密切关系。中医认为，肠癌与人们过食肥甘、霉变食物或与大肠慢性疾病等有关。肠癌的防治偏方秘方有以下几种。

金银花藤饮

金银花藤、半枝莲、龙葵各50克，白花蛇舌草100克，白糖30克。上药除白糖外，加水煎煮，先用大火烧沸，再用小火煎25分钟，滤渣取汁，加入白糖调匀即成。每日3次，每次服150毫升药汁。本品散结消肿，适用于直肠癌。

白头翁双花汤

白头翁50克，金银花、木槿、白糖各30克。上药加水，煎取浓汁200毫升，调入白糖，即成。温服，每日1剂，分3次服用。本品散结消瘀，清热解毒，适用于大肠癌。

白花蛇舌草　　　白茅根　　　白糖

二白饮

白花蛇舌草、白茅根各200克，白糖30克。将白花蛇舌草、白茅根加水煎煮，水沸后以小火煮25分钟，滤渣取汁，加入白糖调匀即成。每日3次，每次服150毫升药汁。本品解毒消痈，适用于直肠癌。

白花蛇舌草

火硝郁金丸

火硝、郁金、制马钱子、白矾各15克，生甘草3克。上药共研为细末，水泛为丸，如绿豆大小。每次服用0.3～0.9克，每日3次，开水送服。本方化痰解毒，消肿散结，适用于肠癌，症见肿块坚硬、疼痛。

党参

参苓白术散

党参15克，当归、白芍、茯苓各12克，扁豆、山药各20克，薏苡仁25克，砂仁、肉桂各5克，桔梗、防风各10克，甘草6克，大枣3枚。水煎取药汁。每日1剂，分次服用。本方益气养血，实脾健运，适用于结肠癌术后腹痛腹泻、消化不良等。

夏枯草饮

夏枯草90克，黄糖（红糖）5克。将夏枯草加水1500毫升煎煮，滤渣取汁，加入黄糖再煎煮30分钟，即成。代茶频饮。本品清肝火，散瘀结，适用于直肠癌。

白头翁方

白头翁50克，金银花、木槿、白糖各30克。上药加水，煎浓汁200毫升，加白糖调匀。每日1剂，分3次温服。本品散结消瘀，适用于大肠癌。

龙葵饮

龙葵15克，白糖30克。龙葵加水煎煮，先用大火烧沸，再用小火沸煎25分钟，滤渣取汁，加入白糖调匀即成。每日3次，每次服100毫升药汁。本品散结利尿，适用于直肠癌。

海藻水蛭散

海藻30克，水蛭、壁虎各15克。上药焙干研成细末，再分成10等份。每日1份，用黄酒冲服。本品逐瘀破血，清热解毒，适用于直肠癌。

海藻　　水蛭　　壁虎

石见穿消瘤汤

石见穿、地榆、茯苓、生薏苡仁、重楼、党参、昆布、天龙、苦参各100克。水煎取药汁。口服，每日1剂。本品软坚消瘤，健脾化湿，适用于直肠癌。

红藤活血汤

红藤15克，半枝莲30克，白槿花、重楼、苦参、白头翁各9克。水煎取药汁。口服，每日1剂。本品清热解毒，利湿活血，适用于肠癌。

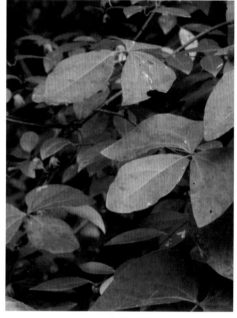

红藤

养生知识

降低肠癌有方法

肠癌严重威胁人体健康，发病率呈逐年上升趋势。因此，掌握预防肠癌的方法十分必要。

1.吃全麦面。全麦面是用没去麸皮的麦子磨成的面粉。全麦面里面保留了许多有益物质，能吸收人体内的亚硝胺等许多致癌物质，使其随粪便一起排出体外，从而减少肠癌的发生。

2.散步。每天坚持散步20分钟以上，患肠癌的风险可降低20%。散步的时间越长，患肠癌的风险也就越低。为什么散步能防肠癌？原因很简单，散步加快了肠蠕动，减少了便秘的发生，从而降低了肠组织癌变的概率。

3.吃富含钙的食物。研究发现，女性每天摄入一定量的富含钙的食物，可以降低直肠癌的发病率。原来，钙进入人体后，可以中和肠道中的胆汁酸，而胆汁酸恰恰是让大肠组织癌变的诱因。

第二章

循环系统疾病的防治偏方秘方

偏头痛

偏头痛是一种血管性头痛，头部一侧疼痛甚剧，以阵发性刺痛、跳痛为主，甚至可引起眼疼、牙疼。西医认为，本病是脑血管舒缩功能发生障碍，脑血管时而痉挛、时而扩张所至。

中医中所说的"头风"，就指偏头痛。中医认为，本病实为肝、肾、脾虚，加之受风邪侵扰头部，于是发病。治疗时，宜养血祛风，化瘀通络。偏头痛的防治偏方秘方有以下几种。

柴胡细辛汤

柴胡、当归、泽兰、川芎、制半夏、土鳖虫、丹参各10克，细辛、黄连、薄荷（后下）各6克。上药加水煎2次，混合两煎所得药汁，备用。每日1剂，每隔4小时服1次。本方补血活血，化瘀逐风，清热燥湿，适用于偏头痛。

葛根二白汤

葛根30克，白芍20克，柴胡、钩藤（后下）各15克，白芷、川芎、土鳖虫各10克。上药加水煎2次，混合两煎所得药汁，备用。每日1剂，上下午分服，12日为1个疗程。本方祛风平肝，活血通络，适用于偏头痛。

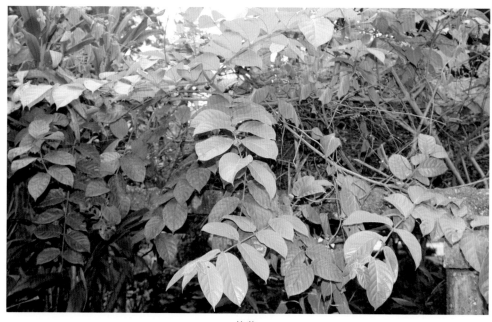

钩藤

香芎散

香附子（炒）、川芎、石膏（飞水）、白芷、甘草、薄荷各30克。上药共研为细末，装瓶备用。每次取药末6克，以清茶送服。本方散瘀止痛，适用于偏头痛。

颅宁汤

当归、生地黄各15克，白芍20克，白芷、防风、蝉蜕、川芎、柴胡、甘草各10克。上药加水煎2次，混合两煎所得药汁，备用。每日1剂，分2次服用，14日为1个疗程。本方养血补血，活血化瘀，柔肝解郁，祛风散邪，适用于偏头痛。

当归　　　生地黄　　　白芍

白芷　　　防风　　　蝉蜕

天麻钩藤汤

天麻15克，钩藤（后下）、蔓荆子、刺蒺藜、藁本、白僵蚕、白芍各12克，枣仁9克，白芷6克，熟附块5克，三七（打）、炒全蝎各4克。水煎取药汁。每日1剂，内服。本方祛风通络，化瘀止痛，适用于偏头痛。

川芎　　　柴胡　　　甘草

地肤子川芎汤

地肤子50克，川芎、菊花各15克。水煎取药汁。每日1剂，内服。本方清头明目，散瘀止痛，适用于偏头痛。

养生知识

偏头痛在生活上的调理原则

要想减少偏头痛发作，一定要养成良好的睡眠习惯，加强生活的条理性，注意劳逸结合。居住的场所注意通风。一些药物可诱发偏头痛，如避孕药、硝酸甘油、利血平、雌激素，尽可能远离它们。注意气候的影响，风、暴风雨、耀眼的阳光、雷声等气候变化均可诱发偏头痛，所以偏头痛患者应注意避风寒、保暖，不要暴晒淋雨等等。

眩晕

眩晕是一种临床自觉症状。眩，指眼前发黑，视物不清；晕，指视物旋转不定。民间又常将眩晕称为"头晕"。眩晕轻者闭目休息一会儿即止；重者如坐舟车，旋转难停，不能站立，伴恶心、呕吐、大汗等症状。

西医认为，眩晕的病因：一是由内耳迷路炎、前庭神经炎引起，称耳源性眩晕或梅尼埃综合征；二是由高血压、脑动脉硬化，使椎基底动脉供血不足而引起。

历代中医家对眩晕的论述中，侧重于某一方面的解释。《素问》曰"诸风掉眩，皆属于肝"。《灵枢》曰"髓海不足，眩冒"。《河间六书》曰"风火相搏则为之旋转"。朱丹溪曰"无痰不作眩"。《景岳全书》曰"眩晕一症，虚者居其八九"。

现代中医认为，眩晕症虚实夹杂。虚指肝肾阴虚、血气不足；实指风、火、痰、瘀。眩晕可分为四个最基本证型：外感风寒型、肝阳上亢型、痰浊中阻型、血瘀脑络型。临床应根据病因，辨证施治。

下面介绍中医治疗眩晕的偏方秘方。

清肝泻肝胆方

柴胡、枳壳、龙胆草、竹茹、苍耳子、栀子、青皮各9克，黄芩、大青叶各15克，半夏、蔓荆子各12克。上药加水煎2次，混合两煎所得药汁。每日1剂，分次服用。此方清泄肝胆，适用于内耳性眩晕，症见头晕目眩、耳胀耳鸣、口苦、苔白腻、脉弦。

半夏白术天麻汤

白术、瓜蒌皮、竹茹各15克，法半夏、甘草、陈皮、天麻、生姜各10克，茯苓20克。上药加水煎2次，混合两次所煎取的药汁，备用。每日1剂，上下午分服用，6剂为1个疗程。本方健脾和中，化痰息风，适用于痰浊中阻型眩晕，症见痰多、胸闷、恶心呕吐、神疲气短、少食多寐、舌苔白腻等。

白术

四神散

当归、荆芥穗、旋覆花、菊花各30克。上药合研为细末，装瓶备用。每次取3克药末，加水250毫升煎煮，煎前加入葱白1段，茶叶3克，煎至175毫升即成。温服，服后平躺片刻。本方可活血调经，清热祛风，适用于眩晕头痛，妇人血虚引起的头目昏眩、四肢酸痛。

女贞子旱莲草汤

女贞子、墨旱莲、决明子、玄参、沙苑子、当归、熟地黄、白蒺藜、生龙骨（先煎）、生牡蛎（先煎）、何首乌各等份。水煎取药汁。每日1剂。本方清眩止晕，补益肾水，适用于肝肾阴虚引起的眩晕。

玉米须茶饮

玉米须30克。玉米须水煎，加水200毫升，煎至100毫升。空腹服用，连服3～6次。本方可降压止晕，适用于高血压引起的眩晕。

玉米须

养生知识

中老年人眩晕该怎么调理

一些中老年人患有眩晕症，除了寻找病因对症治疗外，还需在日常生活中进行以下调理。

1.调节饮食。眩晕症患者应吃富含营养和新鲜清淡的食物，以青菜、水果、瘦肉为主，忌食辛辣肥腻的食物，如肥肉、辣椒、白酒等，这些食物生痰助火，可加重晕眩症状。

2.调养精神。忧郁、恼怒等精神刺激会诱发眩晕，所以眩晕患者应保持精神乐观，心情舒畅。

3.起居有常。过度疲劳和睡眠不足可诱发眩晕，因此眩晕发作前后都应注意休息，必要的时候应卧床休息。卧床休息不仅可减轻眩晕症状，还能防止因晕倒而造成的身体伤害。另外，休息的地方一定保持安静、光线暗淡，因为声、光的刺激也能加重眩晕。

高血压

高血压是临床上常见的一种症状。一般指动脉血压高于正常指标者即为高血压，可以伴有心脏、血管、脑、肾等器官功能性或器质性的改变。高血压分为原发性高血压及继发性高血压两类。原发性高血压是以血压升高为主要临床表现的一种疾病，占高血压患者的80%～90%。继发性高血压是指在某些疾病中并发血压升高，仅仅是这些疾病的症状之一，故又叫症状性高血压，占所有高血压患者的10%～20%。治疗时宜化痰降浊。

高血压的防治偏方秘方有以下数种。

桂石降压汤

熟地黄20克，山茱萸、天麻、牡丹皮、鸡内金、丹参、炙甘草、钩藤各10克，山药、杜仲、白术各12克，肉桂、黄柏各5克，生石决明、桑寄生、茯苓各15克。水煎取药汁。每日1剂，分2次服用，4周为1个疗程，一般连服2个疗程。本方滋补肝肾，调理脾胃，适用于高血压。

凉血化瘀降压饮

牡丹皮60～80克，钩藤30克，川芎、玄参、牛膝、白芍、龙骨各25克，桑寄生20克。水煎取药汁。每日1剂，分2次服用，4周为1个疗程，一般连服2个疗程。本方益肾平肝，凉血息风，适用于高血压。

钩藤

二仙汤

仙茅、仙灵脾、巴戟天、知母、黄柏、当归各10克。水煎取药汁。每日1剂，分2次服用，20日为1个疗程。本方温补肾阳，滋阴益精，濡养冲任，适用于女性更年期高血压。

仙茅

仙灵脾

巴戟天

知母　　　黄柏　　　当归

扶正降压汤

生黄芪、刺五加各30克，丹参、白芍、葛根、川牛膝各20克，天麻10克，钩藤（后下）、滁菊花各12克，泽泻、酸枣仁、黄芩各15克，生甘草5克。上药加水煎2次，取药汁混合。每日1剂，分3次服用，4周为1个疗程。此方可调整阴阳，扶正降压，适用于高血压。

参七楂蒲汤

丹参、生山楂各30克，天麻15克，三七、石菖蒲、钩藤、水蛭各10克。上药加水煎2次，混合两煎所得的药汁。每日1剂，分2次服用，连续服药30日。本品降压降脂，适用于高血压。

益肾降压方

黄芪15～30克，汉防己、牛膝、茯苓、当归、赤白芍各12克，川芎、白术各10克，益母草、黄芩、泽泻、车前草各15克。水煎取药汁。每日1剂，分2次服用，4周为1个疗程，一般连服2个疗程。此方益气健脾，活血利水，适用于肾实质性高血压。

疏肝和血汤

柴胡10～12克，川芎6～10克，炒白芍10～15克，绿萼梅6～12克，延胡索10～20克，益母草20～30克，地龙12～20克。水煎取药汁。每日1剂，分2次服用，连服1个月，次月隔日1剂，第3个月隔2日1剂，3个月为1个疗程。此方疏肝解郁，调和气血，适用于原发性高血压。

平肝息风汤

夏枯草、女贞子各15克，白蒺藜、黄芩、黄菊花、白芍各10克，丹参、车前子各30克，山楂12克。水煎取药汁。每日1剂，分2次服用，连服2周；血压稳定后隔日1剂，连服4周。此方育阴潜阳，平肝息风，降压降脂，适用于肝肾阴虚、肝阳上亢之高血压。

夏枯草　　女贞子　　白蒺藜

黄芩　　黄菊花　　白芍

丹参　　车前子　　山楂

白菊花饮

白菊花15克。将白菊花揉碎，放入茶杯中，加入沸水冲泡，加盖焖10分钟。代茶饮，可冲泡3～5次，每日1剂。此方疏风清热，平肝明目，适用于肝火亢盛、肝阳上亢之早期高血压。

镇肝息风汤

白芍、玄参、天冬、龙骨、牡蛎、龟板各15克，代赭石、牛膝各30克，胆南星6克。水煎取汁250毫升。每日1剂，分2～4次服用。本品滋阴潜阳，平肝息风，适用于高血压。

天冬

养生知识

如何预防高血压

中老年人是高血压高发人群，可采取以下办法来预防高血压。

1.尽量减少喝酒，尤其不要过量。酗酒会使心跳加快，血管收缩，血压升高。

2.低盐饮食。日常膳食中，饭菜的用盐量一定要少，一个人每天摄入盐的用量不要超过5克。盐的成分是钠，人摄入过多的钠后，血液中的钠含量自然增高，为维持血管渗透压的平衡，相对较多的水分会滞留在血管中，从而造成血容量增多，血液对血管壁产生较大的压力，于是血压升高。所以，日常膳食要保持低盐饮食。

3.补充钙和钾。钾可以防止高盐摄入引起的血压升高，而且钾有利尿作用，有利于人体血液中钠的排出，从而起到降压的作用。钙对血压稳定也有维持作用。所以，预防高血压宜常吃一些含钙和钾丰富的食物，如虾、胡桃、牛奶、海带等。

4.保持心平气和。人们常说"怒发冲冠"，发怒、生气会使血气骤然起变化，使血压升高，所以，人应保持轻松的心情，情绪上不急不躁，心平气和。

5.睡眠充分。充分的睡眠与休息能够让身体保持理想且健康的状态，控制血压升高。

6.维持体重。身体超重者易患高血压，所以人们应适量运动，多吃素食，以使体重保持在理想的范围。

高脂血症

高脂血症是指人体血液中脂质含量超过一定限度的疾病。一般以胆固醇和甘油三酯作为血液中脂质物质的代表。高脂血症没有明显的自觉症状，需要抽血检验才能确诊。高脂血症的诊断标准是：胆固醇（TC）≥5.7毫摩／升；甘油三酯（TG）≥1.7毫摩／升。凡具有一项以上超标，就可诊断为高脂血症。统计显示：单纯胆固醇高占高脂血症的40%，单纯甘油三酯高占20%，胆固醇和甘油三酯同时升高占40%。

高脂血症与家族遗传和饮食习惯有密切关系。人体血液中含脂质高，就会增加血液的黏稠度，是诱发冠心病、脑血管病的重要因素。近年来，由于生活水平提高，高脂血症患者不断增多，并且趋向低龄化。

高脂血症属于中医学"痰浊""血瘀"范畴。中医学认为，饮食不节，过食甘肥，脾肾功能失调，三焦气化失常，均可导致津液停聚而成"湿浊"，进一步发展成为"痰浊"。痰浊久郁化热，阻壅经络，生成"血瘀"，于是形成了高脂血症。所以，中医治疗高脂血症的基本原则：健脾阳，滋肾阴，渗湿祛痰，活血化瘀。下面介绍几种防治高脂血症的偏方秘方。

脂消饮

山楂25克，神曲（后下）、薏苡仁、陈皮各20克，白术、泽泻、制半夏各15克，枳壳、鸡内金、柴胡、郁金各12克。上药加水煎2次，混合两煎所得的药液共300毫升，备用。每日1剂，分早晚服用，50日为1个疗程。本方健运脾胃，渗湿祛痰，疏肝化瘀，适用于高脂血症，降胆固醇、甘油三酯。

山楂

消积降脂汤

决明子、麦芽各30克，丹参25克，葛根、山楂、蒺藜各20克，鸡内金、泽泻、陈皮、苍术、制半夏、茯苓、甘草各15克，大黄（后下）、胆南星各10克。上药加水用小火煎2次，每次加水2500毫升，煎至200毫升，合并两次煎液共400毫升。每日1剂，分2次服用，4周为1个疗程。本方渗湿利水，活血化瘀，舒肝解郁，适用于高脂血症。

二黄首乌汤

黄芪、黄精、何首乌、丹参、枸杞子各20克，玉竹、莱菔子、海藻各15克，决明子、山楂各30克，白僵蚕、陈皮、泽泻、红花各10克。上药加水700毫升，小火煎成300毫升药液，去渣取药汁。每日1剂，分2次服用，2个月为1个疗程，每个疗程后检测血脂1次。本方滋补肾阴，平肝息风，活血化瘀，适用于高脂血症，降胆固醇、甘油三酯。

降脂汤

丹参、黄精、何首乌、山楂、泽泻各15克。水煎取药汁。每日1剂，分3次服用。本方滋补肝肾，适用于肝肾阴虚导致的高脂血症。

降脂汤

党参、郁金、白术、枸杞子、车前子各15克，桑寄生（先煎）、黄精、山楂、丹参、海藻、茯苓各20克，大黄（后下）、制半夏、泽泻各10克。上药加水煎2次，混合两次所煎取的药汁，备用。每日1剂，分上下午服用，40日为1个疗程。本方振脾阳，补肾阴，活血化瘀，渗湿祛痰，适用于高脂血症。

复方降脂汤

制何首乌、制黄精各20克，桑寄生18克。水煎取药汁。每日1剂，分2次服用。本方滋补肝肾，益气养血，适用于肝肾不足、气血虚弱导致的高脂血症。

何首乌

山楂消脂饮

山楂30克，荷叶15克，草决明10克，槐花5克，白糖适量。上药（白糖除外）水煎，待山楂将熟烂时，将其碾碎，再煎煮10分钟，去渣取汁，放白糖调匀即成。可常饮。本方消脂清热，活血化瘀，适用于气滞血瘀型高脂血症。

消脂丸

炒白术、何首乌、红花、丹参、炒枳壳、郁金、茺蔚子、远志、蒺藜、杭菊花、车前子、肉苁蓉各60克，决明子、炒山楂各180克，泽泻120克，白茯苓90克，制胆星、陈皮、石菖蒲各40克。上药共研为细末，过筛，水泛为绿豆大小的药丸。每次服用5克，每日3次，3个月为1个疗程。本方可行气活血，化湿消痰，适用于高脂血症。

降脂饮

枸杞子10克，山楂、何首乌、草决明各15克，丹参20克。上药以小火煎取药汁，盛储于保温瓶中。代茶频饮。本方益阴化瘀，适用于肝肾阴虚、气滞血瘀导致的高脂血症。

茵陈二苓散

茵陈30克，猪苓、茯苓、山楂、丹参各20克，泽泻10克，白术15克，桂枝6克。上药加水煎2次，混合两次所煎取的药汁，备用。每日1剂，分上下午服用，1个月为1个疗程。本方渗湿利尿，活血化瘀，适用于高脂血症，降胆固醇、甘油三酯。

茵陈蒿

首乌泽泻汤

制何首乌30克，丹参10克，玉竹15克，泽泻20克。上药加水3煎，混合三煎所得药液，备服。每日1剂，分3次服用，15日为1个疗程。本方可降脂，适用于高脂血症。

养生知识

高脂血症患者饮食要合理

人体血脂高，主要原因之一是过多地摄入含脂肪或高胆固醇的食物，所以降低血脂的重要方法之一就是注意合理的饮食。凡血脂偏高者，忌食高脂肪食物，特别是要控制动物脂肪、内脏、禽蛋类等食物，以减少胆固醇和饱和脂肪酸的吸收；适宜多食用植物蛋白食物，如大豆蛋白、花生蛋白；食用油以植物油为佳，如菜籽油、花生油、麻油等食用油。适宜清淡饮食，以素食为主，可适当进食些瘦肉、鱼类等含脂肪量少而蛋白质及维生素较为丰富的食物。

高脂血症也应忌食蔗糖和糖果。糖果在体内比较容易合成脂肪，蔗糖与动物脂肪含量均高时，血脂的增高更加明显。此外，高脂血症者应当忌烟、限酒。

低血压症

低血压症是指体循环动脉压力低于正常的状态。一般认为，成年人肢动脉血压低于90/60毫米汞柱即为低血压。本症的主要表现为头晕、食欲不振、脸色苍白、困倦、乏力等，早晨的症状往往比较明显，四肢软弱无力，精神萎靡不振，经过中午短暂的午休后，会得到一定程度的改善，可到下午或傍晚又感乏力。病情严重时会有四肢冷、心悸、呼吸困难、直立性眩晕等表现。

许多人对低血压了解比较少，认为它的危害性比高血压要低得多。其实不然。长期低血压的人，身体机能大大下降，视力、听力下降，头晕、昏厥、跌倒、骨折发生率大大增加。另外，低血压还会诱发脑梗死、心肌缺血，加重老年性痴呆。因此，低血压症也严重影响人体健康，对它不可掉以轻心。低血压症的防治偏方秘方有以下几种。

补益心脾方

黄芪、陈皮、白术各10克，党参、炙甘草、熟地黄、葛根各9克，当归12克。水煎取药汁。每日1剂，分2次服用。本方健脾养心，适用于心脾两虚导致的低血压。

人参莲子汤

人参、莲子各10克，冰糖30克。将人参、莲子分别洗净，放入锅中加水、冰糖煎煮，至莲子肉烂熟即成。每日1剂，连服3日。本方大补元气，益智安神，适用于低血压症。

人参黄芪地黄汤

人参、生甘草各6克，黄芪、熟地黄、山药各25克，山茱萸、枸杞子各20克，牡丹皮、泽泻、麦冬、茯苓、五味子各10克。水

人参

煎取药汁。每日1剂，分3～4次服用，15日为1个疗程。本方益气固体，滋补肝肾，适用于低血压症。

西洋参桂枝附子汤

西洋参5克，桂枝15克，制附子12克，生甘草10克。上药用开水泡服。代茶频饮，每日1剂，服至血压恢复正常为止。本方补气养阴，温经通脉，适用于低血压症。

陈皮核仁甘草汤

陈皮15克，胡桃仁20克，甘草6克。水煎取药汁。每日2剂，连服3日。本品理气调中，适用于低血压症。

陈皮　　　　胡桃仁　　　　甘草

党参黄精汤

党参、黄精各30克，炙甘草10克。水煎取药汁。每日1剂，顿服。本方补中益气，润肾强身，适用于低血压症。

参草汤

高丽参10克，炙甘草5克。上药水煎4小时。每日1剂，顿服。本方大补元气，生精安神，适用于体位性低血压。

二桂甘草汤

肉桂、桂枝、甘草各15克，五味子25克。水煎取药汁。口服，每日1剂。本方补元气，通血脉，适用于低血压症。

甘草

黄芪官桂汤

生黄芪、党参各15克，肉桂8克，黄精20克，大枣10枚，生甘草6克。上药加水煎3次，混合三煎所得药汁。每日1剂，分早中晚3次服用，20日为1个疗程。本方补气固体，增强体质，适用于低血压症。

生黄芪　　　　党参　　　　官桂

黄精　　　　大枣　　　　生甘草

附子牡蛎姜草汤

附子、牡蛎各15克，干姜、炙甘草各30克。上药加水煎2次，混合两煎所得药汁。每日1剂，顿服。本方补火救阳，清心镇静，适用于急性低血压。

天麻苏梗汤

天麻、紫苏梗各12克，桂枝10克。水煎取药汁。每日1剂，分次服用。本方祛风通络，止眩防晕，适用于低血压。

养生知识

低血压的人需要吃好

低血压患者宜食一些高蛋白、高胆固醇的食物，日常生活中要多吃一些大鱼大肉，如肉类、鸡蛋、海鲜、牛奶等，以此来提高动脉的紧张度，使血压上升。莲子、桂圆、大枣、桑椹等果品具有养心益血、健脾补脑之力，宜常食。当然，一些生冷、寒凉、破气的食物尽量少食，如菠菜、萝卜、芹菜等；玉米等具有降压作用的谷类也尽量少吃。

动脉粥样硬化

动脉粥样硬化是动脉的一种非炎症性血管病变。本病往往随着年龄的增长而出现，通常是在青少年时期发生，至中老年时期加重、发病，在血管病变过程中，动脉管内壁开始增厚、变硬，失去弹性，管腔变狭小。

人体有三处最危险的动脉硬化区，即心脏动脉硬化、脑组织的动脉硬化和颈动脉硬化。心脏动脉硬化可诱发心肌梗死，脑动脉硬化可诱发脑溢血，颈动脉硬化则会造成脑组织缺血、缺氧，使人头晕目眩，思维能力下降，时间长了会导致脑萎缩、偏瘫、失明等。动脉硬化的防治偏方秘方有如下几种。

泽泻白术汤

泽泻30克，白术、天麻、半夏、牛膝、牡丹皮、杏仁（后下）各12克，决明子20克，沙苑子、蒺藜、桑寄生各18克，胆南星6克，钩藤（后下）25克，全蝎5克。水煎取药汁。口服，每日1剂。本品平肝潜阳，化痰通络，降脂，适用于脑动脉硬化，兼治眩晕、耳鸣、记忆力减退等。

钩藤

槐花山楂合液

槐花、木贼、丹参、山楂各25克，赤芍、牛膝、虎杖、何首乌、黄精、川芎、徐长卿（后下）各15克。上药加水煎2次，首煎加水煮20分钟，滤出药液；再加水煎20分钟，去渣取药汁，混合两煎所得药汁。每日1剂，分服。本品清热泻火，祛脂防毒，适用于动脉粥样硬化。

山楂龙眼合液

山茱萸、山楂、龙眼肉各20克，石决明、决明子、菊花、何首乌各15克，生地黄、金银花、蒲公英、赤芍、甘草各10克。上药加水煎2次，首煎加水煮20分钟，滤出药液；再加水煎20分钟，去渣取药汁，混合两煎所得药汁。每日1剂，分服。本品可消脂化瘀，适用于脑动脉硬化，兼治失眠、多梦。

人参汤

人参5克。将人参切成薄片，备用。用开水冲泡人参片，每日1剂。本方养血生津，补气固脱，适用于动脉粥样硬化、健忘、失眠等。

玉竹汤

玉竹12克，白糖20克。玉竹、白糖放入锅中，加水煮熟，备用。饮汤食药，每日1剂。本方滋阴润肺，养胃生津，适用于动脉粥样硬化。

桃仁汤

桃仁20克。水煎桃仁。饮汁，食桃仁，每日1剂。本方活血化瘀，适用于动脉粥样硬化。

川芎荆芥汤

川芎、菊花、赤芍各15克，荆芥、防风、香附子、薄荷（后下）、羌活、白芷、延胡索各10克，细辛3克，龙胆草12克。上药以茶叶为引，加水煎取药汁。口服，每日1剂。本方疏风散邪，活血化瘀，通脑活络，适用于脑动脉硬化，对目眩、偏头痛等也有效。

桃仁

养生知识

吸烟易导致颈动脉硬化

颈动脉硬化是最危险的一种动脉硬化，严重影响人的生活质量。什么会导致颈动脉硬化呢？研究显示，吸烟对颈动脉硬化的形成影响最大。香烟含有尼古丁、一氧化碳等对人体有害的成分，它们进入人体后会损伤动脉内壁。血液中的脂质成分如胆固醇等会滞留在动脉内壁伤损处，聚集起来，形成斑块，进一步加快动脉硬化速度。这一机理类似水壶烧开水，水壶内壁逐渐附着水垢。同时，抽烟也会引起冠状动脉收缩痉挛，减少血流量。因此，为防止颈动脉硬化，最好戒烟。

心 悸

心悸是指患者自觉心中悸动，心跳快而强，心前区出现不适。心悸发病过程中，多伴有失眠、健忘、眩晕、耳鸣等症。为什么会发生心悸呢？研究发现，它与多种病症有关，最常见的就是心血管疾病，心肌炎、心包炎、心律失常及高血压等都能引起心悸。贫血、低血糖、高热、甲状腺功能亢进、肺部炎症、肠梗阻等疾病，也能引起心悸；一些神经系统出现问题的人，如患有神经衰弱症、自主神经功能紊乱等，也会出现心悸的症状；另外，服食氨茶碱、阿托品等药物后，往往会出现心悸。

心悸属中医中"惊悸"和"怔忡"的范畴。中医认为心悸之症虚为本，实为标，人患此病多与体质虚弱、情志所伤、劳倦、汗出受邪等有关。心悸的防治偏方秘方有以下几种。

惊恐不寐方

炒枣仁、陈皮、生甘草、朱寸冬、郁李仁、法半夏、远志肉、枳实各10克，龙牡粉、茯苓、丹参、猪胆皮（酒炒）各15克。水煎取药汁。分3次服药，5剂为1个疗程。本方镇静安神，祛痰涤饮，适用于受惊导致的夜不能寐、惊悸、头晕、目眩等。

渗湿逐饮汤

半夏、玄明粉（冲）、花槟榔各10克，猪苓、茯苓各31克，郁李仁16克。上药加水煎2次，混合两煎所得药汁，备用。每日1剂，分次服用。本方渗湿逐饮，适用于痰饮心悸，症见心悸心慌，伴有失眠、头痛等。

半夏　　　风化硝　　　槟榔

猪苓　　　茯苓　　　郁李仁

温阳补气活血汤

黄芪、丹参各30克，枳壳、制附子、瓜蒌、薤白、红花、桂枝各12克，炙甘草10克。水煎取药汁。每日1剂，分次服用。本品温阳益气，活血通脉，适用于窦房结综合征导致的心悸、胸闷、乏力等。

栝楼

人参芍药散

人参、麦冬、当归、芍药、黄花、五味子、甘草各适量。上药加水煎2次，混合两煎所得药汁。每日1剂，分次服用。本品益气补血，养心调脉，活血化瘀，适用于心律失常。

木耳参糖煎

白木耳9克，太子参15克，冰糖适量。水煎饮用。先将白木耳、太子参用水煎，熟时加冰糖调味，即成。口服，每日1剂。本品滋阴补肾，适用于气阴不足所致的心悸。

莲子龙眼百合汤

莲子肉、五味子各9克，百合12克，龙眼肉15克。上味煎取药汁。口服，每日1剂。本品清心安神，适用于心虚所致的心悸。

五味子

五味子酒

五味子50克，优质白酒500毫升。五味子洗净，泡入白酒中，封紧瓶口，每日摇晃1次，15日即可饮用。饭后喝药酒，每次饮3毫升，每日3次。本品补肾强心，适用于神经症引起的失眠、头晕、心悸、健忘、乏力、烦躁等。

养生知识

心悸患者的护理要点

心悸症日常护理很重要，应从以下七点做起。

一是患者要注重休息，症状轻者可适当做一些活动，但严重者需绝对卧床静养，室内光线一般不宜过强；二是心悸患者所处的环境应保持清静，禁止喧哗、嘈杂，因为嘈杂的声音会对患者精神产生刺激，加重病情；三是患者的衣服不要太紧，尤其呼吸困难时，应将纽扣松开；四是避免喜怒忧思等精神刺激，应保持平和的心态，不大喜大悲；五是喘息不能平卧者，可用被褥垫高背部或采用半卧位；六是心悸伴有心功能不全者，如果是输液，输液的速度不能过快，否则容易出现危险；七是患者如果服用洋地黄制剂，服药前应测脉搏，脉搏在160次以上或60次以下（每分钟），均须咨询医生。

冠心病

冠心病是冠状动脉粥样硬化性心脏病的简称。冠心病是一种40岁以后较为多见的心脏病。中老年人因为生理机能的逐渐衰退，如果对钙质摄取不足，会导致钙质从骨组织中大量释出，这一方面会造成骨质疏松，另一方面会使骨组织中的胆固醇等物质大量释出并沉淀或附着在血管壁上，加重血管硬化，从而影响人体血液循环。冠状动脉是供应心脏血液的血管，如果在此血管的内膜下有脂肪浸润堆积就会使管腔狭窄，堆积越多狭窄就越严重，如此限制了血管内血液的流量，血液是携带氧气的，如果心脏需氧增多或血流减少到一定程度，就会使心肌缺乏氧气，不能正常工作。

冠心病的防治偏方秘方有以下几种。

银杏叶汤

银杏叶6克。加水300毫升，煎至150毫升。顿服。本方活血养心，适用于冠心病，症见胸部刺痛、固定不移、入夜更甚，或心悸不定、舌质紫暗、脉沉涩。

益气活血祛风通络方

黄芪、葛根、丹参、炒枣仁各30克，前胡12克，细辛3克，羌活6克。水煎取药汁。每日1剂，分2次服用。本方益气活血，祛风通络，适用于冠心病。

补心汤

紫丹参、炒枣仁、天冬、桃仁、广郁金、枸杞子、生地黄、当归、茯苓、远志各10克，降香、桔梗各6克。水煎取药汁。每日1剂，分2次服用，连续服用3个月为1个疗程。本方滋阴养血，养心安神，适用于冠心病、心绞痛、心阴亏损症。

天冬

冠心通

葛根、川芎各500克，黄芪300克，红花200克，全蝎、乳香、冰片各50克，地龙、水蛭各100克。先将后5

味药研成细末（冰片、乳香单研另放），再将前4味药水煎取浓汁150毫升，拌入由全蝎、地龙、水蛭细末组成的药末中，混匀，烘干研末，再加入冰片、乳香细末混匀，分装90包即可。每日3次，每日1包，舌下含服。本方行气活血，通脉宣痹，适用于气滞血瘀型冠心病。

补肾化瘀汤

黄芪30克，淫羊藿、桂枝、太子参、麦冬、丹参、赤芍、川芎各15克，五味子、红花、当归各10克。水煎取药汁。每日1剂，分2次服用。本方益气养阴，温肾活血，适用于冠心病。

桃红四物汤

黄芪、赤芍、瓜蒌各30克，当归、川芎、桃仁各12克，丹参15克，红花、薤白、柴胡各10克，枳实9克，桔梗、甘草各6克。水煎取药汁。每日1剂，分2次服用，30剂为1个疗程，共治疗2～3个疗程。本方扶正固本，祛邪外出，宽胸散结，活血化瘀，行气止痛，适用于冠心病、心绞痛。

益气涤痰化瘀汤

黄芪、茯苓、陈皮、当归、制半夏、胆南星、郁金、枳实、石菖蒲、桃仁、红花、川芎、甘草各10克。水煎取药汁。每日1剂，分2次服用，连续服用3个月为1个疗程。本方益气，涤痰，化瘀，适用于老年肥胖者冠心病和心绞痛。

茯苓

补阳汤

黄芪、丹参、赤芍、郁金、当归、麦冬、桃仁、红花、地龙、川芎各10克。水煎取药汁。每日1剂，分2次服用。连续服用3个月为1个疗程。本方补气温阳，活血化瘀，适用于冠心病、心绞痛。

冠痛灵汤

黄芪30克，丹参、鸡血藤、石菖蒲各15克，川芎、人参、郁金、枳壳、决明子各10克，三七3克，琥珀末2克，藏红花1.5克。水煎取药汁。每日1剂，分2次服用。本方益气活血，通脉止痛，适用于气虚血瘀型心绞痛。

党参

麦冬

瓜蒌

五味子

红花

赤芍

冠脉宁

党参25克，麦冬、瓜蒌各20克，五味子、红花、赤芍、丹参、薤白各15克，桂枝10克。水煎取药汁。每日1剂，分2次服用，30日为1个疗程。本方益气养阴，活血通痹，适用于冠心病。

丹参

薤白

桂枝

养生知识

得了冠心病，不能吃太饱

冠心病患者，一定不能饱餐，一次吃很多东西。这是为什么呢？人在饱餐后，血液中的儿茶酚胺含量增加，极易诱发冠状动脉发生痉挛，使冠状血流急剧减少，从而引起心绞痛、心肌梗死。据调查，有半数猝死的人与饱餐有直接关系。所以，冠心病患者为了自己的健康，应避免暴饮暴食。

病毒性心肌炎

病毒性心肌炎是病毒所引起的心肌急性或慢性炎症，是最为常见的心肌炎的一种类型。导致心肌炎的细菌、病毒有多种，如细菌性白喉杆菌、溶血性链球菌、肺炎链球菌、伤寒沙门菌、柯萨奇病毒、艾柯病毒、肝炎病毒以及真菌等。以病毒感染为例，病毒通过血液循环，进入心肌纤维，在心肌细胞内膜繁殖复制，引起心肌细胞溶解、坏死、水肿及单核细胞浸润等炎症反应。

冬春季节是病毒性心肌炎的高发期。临床表现不尽相同，多数患者在发病前2周左右有过发热、咽痛、身痛等上感或腹泻等先驱病毒感染史，而病毒的感染与过度劳累、营养不良等机体抵抗力降低有关。中医认为，治疗病毒性心肌炎宜清热解毒，益气养阴，活血化瘀。病毒性心肌炎的防治偏方秘方有如下几种。

养心解毒汤

黄芪、丹参各30克，党参、麦冬、连翘、金银花、板蓝根、当归各15克，五味子10克。水煎取药汁。每日1剂，分2次服用，15日为1个疗程，一般需要治疗2～3个疗程。本方益气养阴，清热解毒，活血化瘀，适用于病毒性心肌炎。

五参汤

太子参、大青叶各20克，沙参、苦参、玄参、丹参、炙甘草、桂枝各10克，黄芪30克，五味子6克。水煎取药汁。每日1剂，分2次服用。本方益气养阴，适用于病毒性心肌炎。

补气解毒汤

黄连、五味子各3克，黄柏6克，炙黄芪、党参、麦冬各12克，生地黄20克，当归、炙甘草、黄芩各9克，琥珀粉1.5克（分吞）。水煎取药汁。每日1剂，分2次服用。本方益气养阴，清热解毒，适用于病毒性心肌炎。

黄连

生脉解毒汤

太子参、金银花各15～30克，麦冬10～30克，五味子6～9克，蒲公英10～20克，丹参20～30克，炙甘草6克。水煎取药汁。每日1剂，分2次服用，连服15～30剂。本方益气养阴，清热解毒，适用于病毒性心肌炎。

强心汤

党参、炙甘草、黄芪、葛根、瓜蒌、丹参各15～30克，白菊花、甘松、麦冬、郁金、生地黄、当归、百合各10～15克。水煎取药汁。每日1剂，分2次服用。本方益气养心，强心通络，适用于病毒性心肌炎。

益心汤

黄芪、党参各30克，五味子、丹参、赤芍、茯苓各10克，桂枝、炙甘草各6克，麦冬15克。水煎取药汁。每日1剂，早晚分服，10日为1个疗程。本方益气养血，通阳复脉，适用于病毒性心肌炎。

黄芪

党参

五味子

丹参

赤芍

茯苓

解毒定悸汤

金银花、连翘、板蓝根、酸枣仁、黄芪各15克，黄芩、全瓜蒌、葛根、炙远志、炒枳壳、丹参、赤芍各12克，炙甘草6克。水煎取药汁。每日1剂，分2次服用，连服10～60剂。本方清热解毒，理气化瘀，宁心定悸，适用于病毒性心肌炎。

桂枝

炙甘草

麦冬

黄芪二参汤

黄芪80克，丹参30克，苦参、玉竹各20克，当归、茯神各15克，琥珀3克（冲）。水煎取药汁。每日1剂，分2次服用，1个月为1个疗程。本方益气养阴，活血解毒，适用于病毒性心肌炎。

黄连解毒汤

黄连、甘草各5克，焦栀子、当归、川

当归

芎、郁金各10克，丹参30克，连翘、赤芍、黄芪、党参各15克。水煎取药汁。每日1剂，分2次服用，30日为1个疗程。本方养血化瘀，扶正祛邪，适用于病毒性心肌炎。

当归宁心汤

当归、党参、炒栀子、炙远志、柏子仁、茯苓、茯神、石菖蒲、酸枣仁、煅龙齿各10克，炙甘草6克。水煎取药汁。每日1剂，分2次服用，15日为1个疗程。本方益气养阴，宁心安神，活血开窍，适用于病毒性心肌炎。

益气炙甘草汤

黄芪30～60克，炙甘草10～18克，生地黄20～30克，丹参25克，生龙牡30克，磁石40克，木通、五味子、大枣各12克，当归、板蓝根各15克，薤白5克，桂枝10克，党参12～18克。上药加适量水和50毫升白酒同煎，取药汁。每日1剂，分2次服用。本方益气养血，滋阴通脉，宁心安神，适用于病毒性心肌炎。

补益气阴汤

党参、炙黄芪、白术、丹参各20克，麦冬、黄精、玉竹各15克，五味子、炙甘草、酸枣仁各10克，黄连5克。水煎取药汁。每日1剂，分2次服用，15日为1个疗程。本方补益气阴，适用于病毒性心肌炎。

心炎康

北沙参、板蓝根、金银花各20克，麦冬、全瓜蒌各15克，薤白、牡丹皮、郁金各10克，黄连、淡竹叶、生甘草各6克，黄芩12克，通草5克。上药加水煎2次，每次取汁250毫升，共取汁500毫升备用。每日1剂，早晚各服250毫升，30日为1个疗程。本方清热解毒，疏利气机，适用于病毒性心肌炎。

板蓝根

养生知识

心肌炎致病条件

近些年，心肌炎发病率不断增多。总结来看，心肌炎致病的因素除了营养不良、高热寒冷、过度饮酒等以外，还与以下三点有直接关系。

一是过度运动。过度运动可致病毒在心肌内繁殖复制加剧，加重心肌炎症和坏死。

二是细菌感染。有些时候是细菌和病毒混合感染，协同致病。

三是妊娠。妊娠可以增强病毒在心肌内的繁殖。

贫血

贫血，是指人体血液循环中的红细胞总数减少至正常值以下。造成贫血的原因有多种，如缺铁、出血、溶血、造血功能障碍等。

缺铁性贫血是人体内用来合成血红蛋白的贮存铁缺乏，影响血红蛋白的合成而引起的一种小细胞低色素性贫血。成年男性发病率为10％，女性为20％，孕妇为40％，儿童高达50％。主要临床表现有疲乏无力、面色苍白、心悸气急、头昏眼花以及黏膜损害等。多数患者发病缓慢。发病原因主要与慢性失血、吸收障碍、营养不良等有关。

再生障碍性贫血是由化学、物理、生物、药物因素及不明原因引起骨髓干细胞及造血微环境损伤，以致红髓被脂肪髓代替、血中全血细胞减少的疾病。患者多为青壮年，男性多于女性。本病从病因等方面可以分为原发性和继发性两类。其中，原发性者可为获得性、先天性或家族性。继发性主要继发于药物和化学毒物，如氯霉素、保泰松、氨基比林、苯、重金属等；物理因素，如各种形式的电离辐射x线、γ线或中子等超过一定的量，可直接损伤多能干细胞或造血微环境，导致再障；生物因素，如肝炎病毒、巨细胞病毒、EB病毒、人类微小病毒、登革热病毒等都可影响造血干细胞或祖细胞的功能，引起再障；各种恶性肿瘤，如淋巴瘤、多发性骨髓瘤、霍奇金病能产生红细胞生成素抑制因子而导致再障发生；其他如甲亢、慢性肾衰、系统性红斑狼疮、妊娠等都可引发再生障碍性贫血。

贫血在中医学中属"虚证"范畴，常见有血虚、气虚、阴虚、阳虚等几种。治疗时宜补肾健脾、益气养血为原则。贫血的防治偏方秘方有以下几种。

健脾补血汤

太子参（或党参）、当归、白芍、枸杞子、女贞子各20克，白术、鸡内金、陈皮各15克，茯苓、生山药各30克，皂矾2克，炙甘草6克，大枣7枚。水煎取药汁。每日1剂，分2次服用。本品健脾生血，和胃消积，适用于脾气虚弱型缺铁性贫血。

黄芪

黄芪乌梅汤

黄芪15克，乌梅10克，甘草、五味子各6克，党参、当归各9克，制何首乌、陈皮各12克。水煎取药汁。每日1剂，分2次服用。本品健脾养血，酸甘化阴，适用于气血两虚型缺铁性贫血，症见面色苍白、头晕乏力、心悸耳鸣、胃纳不佳、舌质淡红，或苔薄、脉虚或虚大。

健脾造血汤

党参、焦山楂、焦神曲、焦麦芽、淫羊藿各15克，白术、茯苓、熟地黄各9克，丹参18克，甘草6克。水煎取药汁。每日1剂，分3次饭前服。本品健脾补血，适用于脾气虚弱型缺铁性贫血。

党参

焦山楂

焦神曲

健脾补血方

黄芪、黄精各15克，当归、白芍各10克，熟地黄30克。水煎取药汁。每日1剂，分3次服用。本方健脾养胃，益气养血，适用于小儿脾气虚弱型缺铁性贫血，症见面色黄白或苍白、纳少身倦、不活泼、易感冒等。

焦麦芽

淫羊藿

白术

茯苓

熟地黄

丹参

黄芪归脾汤

黄芪30克，当归25克，党参、白术、茯苓各15克，远志、阿胶（烊化冲服）、益母草各10克，甘草6克。水煎取药汁。每日1剂，分2次服用。本方益气健脾，补血养心，适用于气血两亏型缺铁性贫血。

健脾益气方

生黄芪、党参各15克，白术12克，陈皮9克。水煎取药汁，加糖浓缩成约15毫升。每次服用5毫升，每日3次。本方健脾益气，适用于小儿脾胃虚弱型缺铁性贫血。

补脾化瘀方

黄芪、鸡血藤各30克，党参、白术、当归、熟地黄、女贞子、何首乌、补骨脂、菟丝子、鹿角胶（烊）、丹参各10克，三七粉（吞）、陈皮、甘草各6克。水煎取药汁。每日1剂，分2次服用。本方健脾补肾，祛瘀生新，适用于脾肾两亏、瘀血内阻型再生障碍性贫血。

白细胞减少症

人体外周血液的正常白细胞数为4000～10000/立方毫米，其中中性粒细胞占60%～75%，而当白细胞数持续低于4000/立方毫米时，人就患上了白细胞减少症。临床上症状表现为头晕、乏力、头痛、四肢无力、食欲不振、低热、失眠等，有的患者则易感染肺炎、尿路感染等，甚至发生败血症。本病发病较慢，最初许多人可能不会感觉到身体有什么异样，等到感觉到异样时，疾病已经持续一段时间了。

白细胞减少症的致病原因较多，受各种放射性物质辐射影响，吃抗肿瘤药物、抗甲状腺药、磺胺类药等都可造成白细胞减少症。

中医将白细胞减少症归于"虚劳""气血虚"的范畴。病机与心、肝、脾、肾有关，尤与脾、肾关系最为密切，治疗时多以健脾补肾、益气生血为原则。白细胞减少症的防治偏方秘方有以下几种。

升白丸

补骨脂、黄芪、大枣、虎杖各30克，女贞子、鸡血藤各60克，淫羊藿、山茱萸、当归、丹参各15克，三七粉9克。上药研末，混匀，制成丸剂，每丸含生药1.85克。每次服食5丸，每日3次。本品补益脾肾，养血化瘀，适用于白细胞减少症。

补骨脂

健血散

棉花根30克，山茱萸9克，丹参、黄芪、茯苓、炒白术各6克，太子参8克，川芎、炙甘草各5克，炒枳壳3克，大枣15克，糖粉、糊精各适量。上药制成散剂，每袋18克装。每日2次，每次1袋，用开水冲服，一般以20～30日为1个疗程。本方补血益气，适用于白细胞减少症。

温补升白汤

鸡血藤、太子参、大枣各30克，黄芪、枸杞子各15克，淫羊藿、巴戟天各10克，红花5克。水煎取药汁。每日1剂，分次服用；服药期间停用其他补血药，禁食米醋、萝卜、蟹、虾、干咸鱼等。本方温补脾肾，益气养血，适用于原因不明的白细胞减少症。

升白散

鸡血藤3000克，炒白术、女贞子、补骨脂各1500克，灵芝600克，苎麻根800克，白糖、淀粉各适量。上药除白糖、淀粉外，研成细末，然后加白糖、淀粉制成颗粒散剂，分成小包，每包30克。每日2次，每次1包，用开水冲服。本方滋补脾肾，益气养血，适用于白细胞减少症。

豆参升血汤

赤小豆、黑大豆、扁豆各30克，丹参、淫羊藿、补骨脂、柴胡各9克，苦参15克。水煎取药汁。每日1剂，分次服用；服药期间停用其他药物。本方补益脾肾，养血活血，适用于慢性白细胞减少症和中性粒细胞缺乏症。

鸡甲升白汤

鸡血藤、山茱萸各30克，炮山甲、当归、鹿角胶各10克，党参、黄芪、熟地黄各15克。水煎取药汁。每日1剂，分次服用，3周为1个疗程。本方补益气血，适用于气血两虚型白细胞减少症。

当归

养生知识

白细胞减少症的饮食

白细胞减少症患者的饮食应富于营养，易于消化，补充足量的蛋白质和维生素，并给予补益气血、温养脾胃的食物，如人参、桂圆、黄鳝、鹿茸、莲子、大枣等。另外，患者还要忌烟酒，忌辛辣刺激、肥腻之物，忌偏食，忌多食甜食，忌生冷的食物，每天脂肪的摄入量不能超过70克。

白血病

白血病是儿童和青少年中较为常见的一种恶性肿瘤，又称血癌，是人血液中的造血干细胞出现异常，肝、脾、淋巴结等器官和组织中的白细胞大量增生积聚，并使正常造血受抑制。临床表现为贫血、出血、感染及各器官浸润症状。

在临床上，白血病有急性和慢性之分。急性白血病病情进展迅速，自然病程仅有数周至数月。慢性白血病发病缓慢，早期通常表现为倦怠乏力，然后逐渐出现头晕、心悸气短、低热、盗汗、皮肤瘙痒等相应的症状。病情让人难以察觉，等到患者觉察到自己身体异常时，已经耽误了治疗的最佳时机。

许多生活中的因素会导致白血病的发生，如病毒、放射、药物、遗传因素、化学毒物等，而且往往多种因素交织在一起。就化学毒物来说，苯致白血病已经得到证实，所致白血病通常为急性粒细胞白血病、红白血病和慢性粒细胞白血病三类；烷化剂则可致继发性白血病。

另外，白血病与遗传因素也有关。一些白血病有家庭性。另外，单卵双胞胎如一人患白血病，另一人患白血病的概率为20%。

中医没有白血病这种说法，有关白血病的症候、治疗等内容散见于"虚劳""恶核"等病症中。白血病的防治偏方秘方有以下数种。

马钱子莲黄汤

马钱子0.9克，大黄、猪殃殃、半枝莲、白花蛇舌草各30克。水煎取药汁。每日1剂，分早晚服用。本品清热，解毒，抗癌，适用于急性白血病。

犀角羊蹄藕节汤

犀角4克，藕节、仙鹤草、生黄芪、大蓟、小蓟、墨旱莲、羊蹄根各30克，生地黄、牡丹皮、女贞子、血余炭、地榆炭、大青叶各20克，杭白芍15克，露蜂房10克。水煎取药汁。每日1剂，分次服用。本方清热解毒，凉血止血，适用于阴虚血热、迫血妄行型白血病。

马钱子

黄芪党参鹿角汤

黄芪15～30克，熟地黄15克，肉桂3～10克，白术、白芍、鹿角、当归各10克，党参10～15克，陈皮6克，茯苓12克，大枣5枚，甘草3克。水煎取药汁。每日1剂，分次服用。本方健脾补肾，益气壮阳，适用于阴虚型白血病。

消白散

壁虎、蜈蚣、旱三七各30克，朱砂、皂角、雄黄各15克，僵蚕、青黛、枯矾各20克。上药共研为细末，装瓶备用。每次服用药末1.5克，每日2次。本方清热解毒，软坚止血，适用于慢性粒细胞性白血病。

川芎猪殃殃汤

川芎、板蓝根、川射干各15克，猪殃殃48克，罂粟壳6克。水煎取药汁。每日1剂，分4次服用。本方活血行气，开郁止痛，适用于白血病。

野苜蓿汤

野苜蓿15克。水煎取药汁。每日1剂，分2次服用。本方清热解毒，敛阴止汗，适用于白血病。

玄参解毒汤

玄参、浙贝母、清半夏、生南星（先煎2小时）各12克，牡蛎、夏枯草、昆布、半枝莲、海藻、白花蛇舌草各30克，甲珠、瓜蒌、朱砂七各15克，山慈姑、重楼各20克。水煎取药汁。每日1剂，分次服用。本方清热解毒，软坚散结，适用于热结痰核型白血病。

当归　丹参

沙参

当归丹参慈姑汤

当归、丹参、沙参、赤芍各20克，川芎10克，板蓝根、山慈姑各50克，麦冬15克，山豆根30克。水煎取药汁。每日1剂，分次服用。本方养血活血，清热解毒，适用于急性白血病。

赤芍　川芎

板蓝根

兰州方

生地黄12克，山茱萸、浮小麦各30

山慈菇　麦冬

山豆根

克，北沙参、党参、人参须、太子参各15克，山药、桂枝、麦冬、白芍各10克，大枣4枚，五味子、炙甘草、生姜各6克。上药加水1500毫升，浸泡1小时，用小火煎40分钟，滤取药汁；再加水500毫升，煎30分钟，滤渣取汁，两煎液混合到一起。1剂分2次服用；服药期间禁食冰冷、辛辣、刺激性的食物。本方扶正固本，补肾健脾，适用于白血病，兼治再生障碍性贫血等血液系统疾病。

黄芪马兰根汤

生黄芪、马兰根、党参、猪殃殃、大青叶各30克，当归、麦冬、生地黄、茯苓各12克，红花、白术各9克，姜半夏6克。水煎取药汁。每日1剂，分次服用。本方益气养阴，适用于急性淋巴细胞白血病、急性粒细胞白血病，与化学治疗时同时应用。

黄参青叶汤

生大黄、玄参、生地黄、大青叶各9克，天花粉6克，蝉蜕、人中黄各4.5克，牡丹皮3克。水煎取药汁。每日1剂，分早晚服用。本方养阴清热，解毒抗癌，适用于急性白血病。

益气健脾解毒汤

黄芪、茯苓、太子参、炒白术各15克，青黛（另冲服）10克，半枝莲、白花蛇舌草、生薏苡仁、蒲公英各30克，甘草3克。水煎取药汁。每日1剂。本方益气，健脾，解毒，适用于慢性粒细胞性白血病。

芦根麦冬汁

鲜芦根、鲜藕、梨、荸荠、鲜麦冬各适量。将鲜藕、梨、荸荠分别去皮，洗净；鲜芦根、鲜麦冬也洗净；5味全部切碎，捣汁。直接冷饮药汁，或者加热食用，不拘量。本方清热解毒，养阴生津，适用于白血病。

芦荟

阑尾炎

阑尾炎是一种常见的腹部疾病，可分为急性和慢性两种。急性阑尾炎好发于青壮年，主要有腹痛、胃肠症状和发热等全身反应。急性阑尾炎的致病菌，如大肠杆菌、肠球菌、类杆菌等，原已生存于阑尾腔内，人之所以发病，与全身抵抗力下降有关。

急性阑尾炎治疗不彻底，可变为慢性阑尾炎。慢性阑尾炎症状是腹部经常发生剧痛，尤其是脐之右侧，用手按之，痛得更甚；消化系统功能发生紊乱，则腹闷胀痛，饱胀感，消化不良，便秘或恶臭稀烂便交替。人吃得太多，往往也会引起阑尾的疼痛。

中医治疗阑尾炎，宜清热解毒，活血化瘀，通腑理气。阑尾炎的防治偏方秘方有以下几种。

鲜姜芋头泥

鲜姜、鲜芋头、面粉各适量。将姜、芋头去粗皮，洗净后捣烂为泥，再加适量面粉调匀，备用。将药膏外敷患处，每日换药1次，每次敷3小时。本方散瘀定痛，适用于急性阑尾炎及痈。

解毒通腑汤

蒲公英90克，厚朴、生大黄（后下）各15克。水煎取药汁。每日1剂，分2次服用。本方清热解毒，行气通腑，适用于妊娠期急性阑尾炎。

大黄赤芍公英汤

大黄（后下）、重楼、蒲公英、红藤各15克，赤芍20克，甘草6克。水煎取药汁。每日2剂，24小时服药4次。本方清热解毒，活血化瘀，适用于急性阑尾炎。

大黄

七叶一枝花

蒲公英

红藤

赤芍

甘草

金银花连翘汤

金银花、连翘各30克，大黄（后下）、败酱草各15克，白芍24克，桃仁、玄明粉（冲）、牡丹皮各9克，柴胡6克，丹参20克，冬瓜子、薏苡仁各18克。水煎取药汁。口服，每日1剂。本方消炎止痛，活血通便，适用于急性阑尾炎未化脓。

肠痈汤

大黄（后下）、牡丹皮、黄柏、延胡索、芒硝（兑服）各15克，薏苡仁、瓜蒌仁、冬瓜仁各25克，败酱草30克，香附10克。水煎取药汁。每日1剂，分3次服用。本方清热利湿，解毒排脓，消肿散结，理气止痛，适用于急性阑尾炎并发局限性腹膜炎。

消痈汤

金银花、蒲公英各30克，穿山甲、皂角刺各10克，当归、赤白芍、牡丹皮各12克，炒桃仁、甘草各9克。水煎取药汁。每日1剂，分3次服用。本方清热解毒，消肿散瘀，适用于阑尾脓肿。

金银花　　蒲公英　　穿山甲

皂刺　　当归　　赤白芍

丹皮　　炒桃仁　　甘草

排脓汤

赤芍、皂刺各15克，桃仁、穿山甲各10克，紫花地丁、败酱草、薏苡仁、冬瓜仁各30克。取上药加水800毫升，煎取药汁300毫升。每日1剂，分2次服用。本方清热解毒，活血化瘀，祛湿散结，适用于阑尾脓肿。

清解汤

大黄、延胡索、赤芍各12克，红藤、紫花地丁、败酱草各30克，金银花15克，牡丹皮、乳香各9克，桃仁6克。水煎取药汁。每日1剂，分早晚2次服用。湿热重者加黄连、栀子各6克。本方清热解毒，活血祛瘀，通里攻下，适用于急性阑尾炎。

鸡英败痈汤

鸡内金、蒲公英、败酱草、黄芩、连翘、紫花地丁、金银花各30克，桃仁、皂角刺各15克，乳香、没药各10克。上药

大黄

加水煎2次，混合药汁。每日1剂，分2次，早晚饭前半小时服；病情重者，每日2剂，分4次服，每6小时1次。本方清热解毒，活血化瘀，消痈排脓，适用于急性阑尾炎。

阑尾消痈汤

金银花、蒲公英、鱼腥草各30克，紫花地丁15克，连翘、牡丹皮、桃仁、当归尾、炒川楝子各12克，大黄（后下）、赤芍、乳香、没药、延胡索各10克，芒硝（冲服）6克。水煎取药汁。每日1剂，分早晚2次服用。本方清热解毒，攻下通里，活血化瘀，适用于急性阑尾炎。

清肠饮

金银花、玄参各15克，赤芍、白芍、黄芩、地榆各10克，薏苡仁5克，当归、麦冬各12克，甘草6克。水煎取药汁。每日3剂，分3次服用。便秘者加大黄10克以下。本方清热解毒，养阴活血，适用于急性阑尾炎。

消痈汤

金银花、连翘、蒲公英、紫花地丁、红藤、赤芍、薏苡仁各30克，大黄（后下）10～15克，芒硝（冲）6～10克，乳香、没药、牡丹皮、延胡索各10克，桃仁、当归、败酱草各15克。水煎取药汁。每日1剂，分2次服用，5日为1个疗程。本方清热解毒，化瘀止痛，适用于急性阑尾炎。

大黄牡丹皮汤

大黄（后下）、牡丹皮、桃仁、金银花、连翘各15克，芒硝（冲服）10克，冬瓜仁25克。水煎取药汁。每日1剂，分2次服用。本方清热解毒，行气散瘀，适用于急性阑尾炎。

牡丹皮　　桃仁　　金银花

大黄　　连翘　　芒硝　　冬瓜仁

第三章
神经系统疾病的防治偏方秘方

失眠

人的一生中，有三分之一时间处于睡眠状态，现在越来越多的人却无法入眠，患上了失眠症。失眠症又称为失眠障碍，即自觉失去睡眠能力，睡眠不足，入睡困难、早醒等。长期的失眠，会给人带来身体和精神上的双重折磨，患者不仅白天精神萎靡，疲惫无力，情绪不稳，而且记忆力减退，免疫能力下降，有时出现心慌、心悸等自主神经紊乱等现象。

中医称失眠为不寐，认为此病发生为邪扰心神或心神不交所致，可分三类：一类是情志不遂，肝火扰动心神；一类是脾胃受伤、胃气不和，则夜卧不安；一类是思虑劳倦太过，伤及心脾。

本病的防治偏方秘方有以下几种。

虚烦方

榆白皮、酸枣仁各20克。水煎取药汁。每日1剂，温服。本方宁心安神，适用于病愈后，昼夜虚烦不得眠。

百合糖水汤

百合100克，冰糖适量。百合加水500毫升，以小火煎至熟烂，加入冰糖，调匀即成。每日1剂，分2次服食。本方清心安神，适用于心烦不安、失眠多梦。尤宜病后虚烦失眠、有结核病史失眠患者服用。

芍药栀豉汤

芍药、栀子、当归各15克，香豉20克。上药共研为细末。每次取30克药末，水煎取药汁服用。本品滋阴清热，养血柔肝，适用于产后虚烦不得眠。

朱砂安神丸

朱砂12克，生甘草7.5克，黄连15克。上药共研为细末，水泛为丸，如黍米大。口服，每日10丸。本品定神助眠，适用于失眠、心悸等。

朱砂　　　　　生甘草　　　　　黄连

复方丹参酒

丹参、延胡索、石菖蒲各50克，五味子30克，优质白酒500毫升。上药共研成细末，浸泡入白酒内，密封14日。睡前服用，每次服用5～10毫升。本方化瘀安神，适用于心烦意乱、多梦易醒。

黄连阿胶汤

黄连12克，阿胶9克，芍药、黄芩各6克，鸡蛋黄2个。将黄连、芍药、黄芩加水1200毫升，入锅煎煮，煎至600毫升，去渣，放入阿胶烊尽，稍冷，加入鸡蛋黄，搅匀即成。每次取200毫升药液服用，每日3次。本方养阴泻火，益肾宁心，适用于失眠、心烦不得卧。

茯神饮

茯神12克，炙甘草3克，人参9克，橘皮、生姜各6克，酸枣仁30克。上药加水600毫升，煎至120毫升，滤渣取汁。每日1剂，分3次服用。本方宁心安神，健脾止悸，适用于心虚不得眠。

茯神　　　炙甘草　　　人参

橘皮　　　生姜　　　酸枣仁

地芍二至丸

法半夏、夏枯草各10克，墨旱莲、生地黄、白芍、合欢皮、女贞子、丹参各15克，生牡蛎、夜交藤各30克。上药加水煎2次，两煎所得药汁分置，备用。睡前1小时服用头煎，夜间醒后服用二煎；如果夜间不醒，则第二天早晨服二煎。本方清泄痰火，育阴潜阳，交通心肾，适用于顽固性失眠。

甘麦大枣汤

浮小麦60克，甘草20克，大枣15枚（去核）。先将浮小麦、大枣洗净，然后与甘草一同加水煎煮，待浮小麦、大枣熟后，滤去甘草、小麦即成。每日1剂，分2次服食，吃枣喝汤。本方养心安神，适用于失眠症。

益气安神汤

当归、白茯苓各3.6克，黄连（姜汁炒）、人参、地黄、麦冬（去心）、酸枣仁（炒）、远志（去心）、黄芪（蜜炒）、胆南星、淡竹叶各3克，甘草1.6

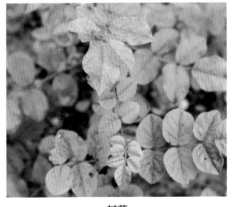

甘草

克，生姜1片，大枣1枚。上药（生姜、大枣除外）共研为细末，加入生姜、大枣，水煎取药汁。每日1剂。本方益气养心，化痰安神，适用于失眠，症见心气不足、睡卧不宁、夜寐多梦等。

水火两滋汤

熟地黄60克，肉桂6克，菟丝子30克。水煎取药汁。口服，每日1剂。本方补血养阴，填精益髓，适用于水火两衰、心身烦热不能入睡。

去痰君安汤

法半夏、炒枳壳、陈皮、炙甘草、瓜蒌皮、茯苓、炒枣仁、竹茹各10克，薏苡仁15克，高粱米60克，生姜3片。水煎取药汁。每日1剂，分3次服用，5剂为1个疗程。本方化痰决壅，通络和阳，适用于经常失眠、入夜不能寐。

乌梅豉汤

乌梅14克，淡豆豉240克。乌梅入锅，加水500毫升，煎至250毫升，再入淡豆豉，煮至150毫升时，取汁即成。口服，分2次服用。本品除热止烦，安心宁神，适用于病愈后不得眠。

乌梅

宁志膏

人参、酸枣仁各30克，辰砂10克。上药共研为细末，炼蜜为丸大如弹子。每次服食1丸。本品定心安神，适用于失血过多导致的心神不安、睡卧不宁。

人参　　　　酸枣仁　　　辰砂

养生知识

泡脚、足部按摩让人睡得香

失眠症患者可尝试用泡脚和足部按摩的方法来治疗。将热水倒入盆内，然后把双脚放进水里，水面最好没过足踝关节，一次泡30分钟，水温降下来时，加热水。半个小时后，用手指再搓脚心、足背及足部内外侧，坚持搓10~20分钟，直至足部发热。脚是人体的第二"心脏"，有着许多穴位，而且其经络与肾、心、肝、大脑、垂体、三叉神经等相通。按摩后，很快就会觉得全身舒坦，可以睡个好觉。

自汗、盗汗

自汗和盗汗都指人体出汗的症状。自汗是指人体不受外界环境因素的影响，不管朝夕、动或不动，时常汗出，活动则出汗更多；盗汗与自汗有别，盗是"偷盗"之意，指夜间入睡后自觉汗出，醒后汗自止者。人体为什么会异常出汗？这通常与一些疾病有关，如甲状腺功能亢进、自主神经功能紊乱、结核等。中医认为，自汗与盗汗均为人体阴阳失调、营卫不和、腠理开阖不利所致。

小儿常会出现自汗或盗汗，同时伴有厌食、手足不温、经常感冒、咳嗽等症状。这多与患儿脾虚有关。治疗时，易健脾益气，扶正固表，益气养阴。

一些产妇因体虚的影响，在产后也会出现自汗、盗汗。汗出之时应及时擦拭，常更换内衣，以保清洁。加强营养，增强机体抵抗力。宜清淡饮食。忌滋补之品。

本病的防治偏方秘方有以下几种。

黄芪玉屏风散

黄芪20克，炒白术15克，防风9克，牡蛎（先煎）30克，大枣10枚，煅龙骨18克，熟地黄、当归、神曲各12克，升麻6克。水煎取药汁。口服，每日1剂。本品补气固表，和营止汗，适用于气虚型产后自汗。

滋阴敛汗方

石斛、麦冬、白芍、山栀子、龙骨、川续断、五倍子各9克，连翘、黄芩各15克，浮小麦、牡蛎、桑寄生各30克，十大功劳叶12克，甘草3克。水煎取药汁。每日1剂，分2次温服。本方滋阴敛汗，适用于盗汗之阴虚内热证。

固表育阴汤

炙黄芪、黄精、生龙骨、生牡蛎、浮小麦、玄参各30克，当归、干生地黄、炙甘草各12克，知母9克，地骨皮、麦冬各10克。水煎取药汁。每日1剂，分2次服用。本方益气固表，育阴潜阳，适用于气阴两虚所致的自汗、盗汗并见者。

牡蛎

三物敛汗饮

牡蛎30克，黄芪、麻黄根各20克。

水煎取药汁。每日1剂，分2次服用。本方养阴敛汗，适用于盗汗。

五倍子赤石脂方

五倍子、赤石脂、没食子、煅龙骨、牡蛎粉各100克，辰砂5克，米醋适量。上药除米醋外，共研细末，装瓶备用。每晚临睡前，取药末10～20克，用水、醋各半调成糊状，敷于脐部，然后用消毒纱布覆盖，再用胶布固定，第二天早晨取下。本方收敛，固涩，止汗，适用于顽固性小儿盗汗。

糯稻根大枣饮

糯稻根、大枣各50克。水煎取药汁。代茶频饮，每日1剂，连服4～5日。本方敛汗止汗，适用于产后汗出。

五倍子辰砂方

五倍子5克，辰砂1克。取以上2味共研细末，每次取药末少许，用温水调成糊状，备用。每晚睡前敷于脐部，每3日换药1次。本方敛肺，降火，止汗，适用于肺气阴虚、心血亏损所致的小儿盗汗。

龙骨五倍子醋方

煅龙骨、五倍子各等份，米醋适量。将煅龙骨、五倍子共研细末，装瓶备用。每晚临睡前，取药末10克，以适量米醋调成糊状，敷于脐部，然后用消毒纱布覆盖，再用胶布固定，第二天早晨取下。本方固涩敛汗，适用于小儿汗症属虚者。

煅龙骨　　　　五倍子　　　　米醋

养生知识

儿童盗汗护理

小儿盗汗以后，应及时用干毛巾擦干皮肤表面的汗液，及时更换干净的衣服。换衣动作一定要快，避免小儿受凉感冒。盗汗会带走小儿体中的水分和部分盐分，因此需要给孩子适量补水。小儿用的被褥可能会被汗液浸湿，因此需要拿到阳光下晾晒。日光的作用不仅在于加热干燥，还有消毒杀菌的作用。此外，盗汗的儿童应进行体质锻炼，如日光浴、冷水浴等，以增强体质，提高抗病能力。体质增强，盗汗症自会减轻或者痊愈。

中风

中风也叫脑卒中，其实就是急性脑血管病。通常分为两类，即脑梗死和脑出血。本病发作比较突然，表现形式也多种多样，如突然口齿不清，好像嘴里含着东西，喝水呛咳；听不懂他人说的话，或是自己无法用言语表达；口角㖞斜，身体一侧手脚麻木、不能动弹，走路摇摇晃晃，感到天旋地转，有摔倒可能；视物成双，患者自感眼内有"黑点"等。导致中风的危险因素有许多，人过四十岁以后，中风概率明显大过青年人；患有高血压、糖尿病、高脂血症、心脏病等疾病的人，中风概率也高于正常人；有吸烟、酗酒等习惯的人，也易发生中风。另外，此病还具有一定的遗传因素，有中风家族史的人更易发病等。从性别上来讲，男性中风的概率大于女性。

中风致残率很高，必须及时发现，及时治疗，否则会给患者本人以及家庭带来巨大的痛苦。本病的防治偏方秘方有以下几种。

桑钩温胆汤

法半夏、陈皮、炒枳壳、钩藤各9克，茯苓、桑寄生各15克，甘草6克，竹茹12克。水煎取药汁。口服，每日1剂。本品平肝息风，除湿化痰，适用于中风先兆、中风发作、中风后遗症。

当归荆芥粉

当归、荆芥各等分。上药炒黑，共研成极细末。用时，取9克药末，加水200毫升，酒少许，煎汤服用。本品温通经脉，祛风理气，适用于中风，症见患者不省人事、口中吐白沫、手足拘挛。亦治产后风瘫。

当归全蝎粉

当归36克，全蝎（去尾）7.5克，天麻9克。上药共研极细末，备用。用时，取药末6克，煎汤服。每日2次。本品温通经脉，活血止痛，适用于中风所致的偏瘫。

伸筋草汤

伸筋草、急性子、红花各30克。上药加水2000毫升，大火烧沸，再沸煮

天麻

10分钟，取药液备用。以药液浸泡手足。本方活血化瘀，舒筋通络，适用于中风所致的手足拘挛。

黄芪蜈蚣汤

黄芪120克，蜈蚣1条，赤芍、地龙各15克。水煎取药汁。口服，每日1剂。本方息风解痉，适用于偏瘫。

乌梅天南星粉

乌梅6克，天南星3克，冰片1.5克。上药共研细末。搽牙齿。本方祛风定惊，燥湿化痰，适用于中风，症见口噤不开、牙关紧闭、不省人事。

两救固脱汤

赤人参、龟胶、玳瑁、阿胶各15克，附子、鹿胶各10克，山茱萸20克，鸡蛋黄1个，胆南星5克。水煎取药汁。每日1剂。本品报纳真阴，固护元气，适用于中风所致的虚脱。

人参　　　龟胶　　　玳瑁

阿胶　　　附子　　　鹿胶

通脉舒络汤

黄芪、山楂、丹参各30克，红花、川芎各10克，地龙、川牛膝各15克，桂枝6克。水煎取药汁。口服，每日1剂。本品益气活血，舒筋通络，适用于气虚血瘀所致的中风。

山茱萸　　　鸡子黄　　　胆南星

化痰清脑方

熟地黄、枸杞子、山茱萸各12克，橘红、鲜荷叶、石菖蒲各10克，半夏9克，丹参、赤芍、茯苓各15克。水煎取药汁。每日1剂，分2次服用。本方活血化瘀，滋阴补精，适用于中风。

荆芥薄荷丸

鲜荆芥、鲜薄荷各500克。上药共捣烂绞汁，煎熬成膏，余渣取多半晒干，研末后与膏和成药丸。每日4～6克，每日3次。本品通经疏络，适用于中风所致的口眼㖞斜。

老年性痴呆

老年性痴呆西医称为阿尔茨海默病，是一种起病隐匿的进行性发展的神经系统退行性疾病。呆缓愚笨为本病的突出特征，即患者记忆力严重衰退，刚刚说过的话、做过的事很快就忘记，甚至叫不出亲近人的名字，出门数步就找不到自己的家门；说话变得啰嗦，甚至语无伦次，词不达意；性格变得孤僻，沉默；等等。调查显示，65岁以上老人有10%患老年性痴呆，80岁以上老人有20%患老年性痴呆。中医学认为老年性痴呆的病因是本虚标实，本虚是指肾、脾亏虚；标实是指气滞、血瘀、痰结，治疗时宜补肾健脾、活血化瘀、除痰通络。本病的防治偏方秘方有以下几种。

芪参抗痴汤

黄芪、丹参、益智仁、胡桃肉各30克，桃仁、远志、莪术各10克，郁金、党参、山药、石菖蒲各15克，蜈蚣2条。上药共用小火煎2次，首煎前先用水浸泡诸药半小时；每次煎取药液250毫升，两次药液混合共500毫升。每日1剂，分3次服，隔4小时服1次，连服30日为1个疗程。本方填精益脑，化痰开窍，活血通络，适用于老年

黄芪

性痴呆，症见生活不能自理、舌暗红或紫、苔薄白、脉弦涩或细弱。

呆聪汤

人参、水蛭各6克，何首乌15克，葛根、黄芪、淫羊藿各12克，知母、锁阳、生地黄、川芎、菟丝子各10克。先将人参、水蛭粉碎过筛，装入大号胶囊（每粒0.5克），其余药物以冷水800毫升浸泡2小时，然后以小火连煎3遍，合计400毫升，胶囊每次4粒，早晚各1次；药汁早晚2次分服，每日1剂；服药5日，停药2日，服药40剂为1个疗程。本方填精益髓，益气温阳，化瘀涤痰，适用于老年性痴呆。

扶正化浊汤

党参、杜仲、当归、丹参、枸杞子、熟地黄各20克，远志、石菖蒲、白术各15克，陈皮、制半夏、炙甘草、枳实、香附（后下）各10克，川芎5克。上药

加水煎2次，首煎前先用清水浸泡诸药半小时。每日1剂，分上下午服，30剂为1个疗程。本方健脾补肾，解郁开窍，祛血瘀，除痰结，适用于老年性痴呆、生活不能自理的患者。

通窍活血汤

麝香0.2克，当归、远志、枣仁各15克，赤芍、桃仁、红花、茯神、川芎各10克，老葱3节，菖蒲5克，大枣5枚。水煎取药汁。每日1剂，分2次服用，15日为1疗程，2～3个疗程为宜。本方通窍活血，养心安神，适用于老年性痴呆。

益肾健脑汤

丹参、白芍、莱菔子各30克，鳖甲（先煎）、龟板（先煎）、黄芪、党参、女贞子、当归、麦冬、石菖蒲、菟丝子、全瓜蒌、淫羊藿、熟地黄、山茱萸、黄精、何首乌各15克，川芎5克。上药加水小火煎2次，每煎取药液250毫升，混合两次煎液共500毫升。每日1剂，分3次服，每次间隔4小时。本方补气益肾，活血祛瘀，化痰通络，适用于老年性痴呆、生活不能自理。

菟丝子

养生知识

哪些人易患老年性痴呆

研究发现，在60岁以上，年龄越大患老年性痴呆的概率就越大；老年性痴呆有一定的遗传性，所以有家族病史的人随着年龄的增加，患病的概率会大增；文化水平低、不爱动脑的人，较易患老年性痴呆；喝酒、抽烟的人，易患老年性痴呆；长期情绪消沉、头部受过伤的人，患老年性痴呆的概率比普通人要高。

面瘫

　　面瘫，即面神经麻痹，俗称"口眼㖞斜"。春秋两季发病较高。可发生于任何年龄，而多数患者为20～40岁，男性略多。病发往往比较突然，部分患者起初只感到耳后、耳下疼痛，继而一侧面部板滞、麻木，面部表情肌瘫痪，出现眼睛闭合不紧、露睛流泪、鼻唇沟变浅、口角歪向健康的一侧等情况，患侧则无法做出蹙额、皱眉、鼓腮等动作。在面瘫病情发展过程中，一些患者还会出现味觉减退或消失、听觉过敏、视力减弱等。

　　临床上，面瘫可分为周围性和中枢性两类。前者多为面部神经炎引起，后者为脑血管病变、脑肿瘤等引起。根据病情发展的天数，一些人把面瘫分为三期，即：发展期，时间为7日左右；静止期，为发病后7～20日；恢复期，发病20日以上。

　　导致面瘫的原因很多，中医认为多由脉络空虚，风寒之邪乘虚侵袭阳明、少阳脉络，导致经络受阻所致。本病的防治偏方秘方有以下几种。

马钱子散

　　马钱子适量。马钱子锉成粉，装瓶备用。取少量药末撒在膏药或胶布上，然后贴在患侧的下关穴。每隔2～3日换贴1次。本方通络止痛，适用于周围性面神经麻痹。

马钱子

清热解毒汤

　　金银花20克，蒲公英、野菊花、葛根各15克，赤芍、当归各10克，生薏苡仁20克，柴胡6克。水煎取药汁。每日2剂，饭后温服，7日为1个疗程。本方清热解毒，疏风通络，适用于周围性面神经麻痹，属热毒内盛者。

搜风通络缓挛汤

　　葛根30克，僵蚕、荆芥穗、薄荷、川芎、防风、白芷各10克，白附子15克，全蝎6克，蜈蚣1条。蜈蚣焙干，研末备用；余药水煎取汁。蜈蚣粉冲服；药汁口服，每日1剂，分早晚服用，14日为1个疗程。本方搜风活血，化痰通络，缓除挛急，适用于周围性面神经麻痹。

荆防虫衣汤

荆芥、防风各15克，蝉蜕10克。上药加水浸泡5～10分钟，用小火煎煮15～20分钟，去渣取汁，将药汁倒入盆内备用。用毛巾遮盖头面部，以药液的热气熏患侧头面10分钟左右，至出汗为止；待药液稍凉后，再用毛巾蘸药液擦洗患侧头面部5～10分钟；每晚睡前用药1次，连续用药7～10日为1个疗程。本方散风除热，镇痛止痉，适用于面部神经麻痹。

乌附星香汤

制川乌、制白附子、制南星、木香各10克。水煎取药汁。口服。本方祛风散寒，通络活络，适用于面部神经麻痹。

羌活荆灵汤

羌活、荆芥、威灵仙各30克。上药加水浸泡5～10分钟，用小火煎煮15～20分钟，去渣取汁，将药汁倒入盆内备用。用毛巾遮盖头面部，以药液的热气熏患侧头面10分钟左右，至出汗为止；待药液稍

羌活　　　　荆芥　　　　威灵仙

凉后，再用毛巾蘸药液擦洗患侧头面部5～10分钟，每晚睡前用药1次，连续用药7～10日为1个疗程。本方祛风除湿，通络止痛，豁痰开窍，适用于面部神经麻痹。

荷叶荆胡汤

薄荷、艾叶、荆芥、前胡各15克。上药加水浸泡5～10分钟，用小火煎煮15～20分钟，去渣取汁，将药汁倒入盆内备用。用毛巾遮盖头面部，以药液的热气熏患侧头面10分钟左右，至出汗为止；待药液稍凉后，再用毛巾蘸药液擦洗患侧头面部5～10分钟；每晚睡前用药1次，连续用药7～10日为1个疗程。本方疏风散邪，通经活络，适用于面部神经麻痹。

三白五虫汤

白芍、钩藤各20克，白芷、蝉蜕、僵蚕、炒地龙、川芎各15克，防风、全蝎各10克，黄芪30克，白附子6克，蜈蚣2条（另包）。上药除蜈蚣外，水煎两次，混合两煎所得药汁，备服；蜈蚣放瓦上焙焦，研为细末，备用。药汁每日1剂，分早晚服用；蜈蚣末分2次，用药汤冲服。本方祛风通络，适用于面部神经麻痹，症见突然一侧面肌瘫痪、眼皮不能闭合、流泪、鼻唇沟变浅等。

钩藤僵蚕汤

蒺藜、白芍、钩藤各12克，全蝎3克，牡丹皮、僵蚕、菊花、葛根、黄芩各9克，蝉蜕、酒炒大黄、防风、薄荷各6克，甘草7克。水煎取药汁。口服。本方清肝泄热，息风止痉，适用于面部神经麻痹。

牵正汤

白附子、僵蚕、全蝎各10克。上药加水浸泡5～10分钟，用小火煎煮15～20分钟，去渣取汁，将药汁倒入盆内备用。用毛巾遮盖头面部，以药液的热气熏患侧头面10分钟左右，至出汗为止；待药液稍凉后，再用毛巾蘸药液擦洗患侧头面部5～10分钟；每晚睡前用药1次，连续用药7～10日为1个疗程。本方祛风解痉，益气清热，适用于面部神经麻痹。

菊花

白附子

僵蚕

全蝎

养生知识

患面瘫时注意保护眼睛

人的面部神经具有支配眼睛闭合的作用，所以面瘫患者多出现眼裂变大，不能闭目，不能眨眼等情况。部分患者还会发生眼部感染、视力损伤。所以，面瘫患者在接受神经科治疗时，应到眼科做定期检查，一般两周检查一次。患者自己也可以采取一些保护性措施，如晚上睡觉前用抗生素眼膏涂眼，防止暴露的眼角膜干燥和感染；或者使用专用的眼罩来减少角膜表面的水分蒸发，同时预防感染。

神经官能症

神经官能症是一种神经方面的疾病，即人们常说的神经症、精神症，主要表现为持久的心理冲突，患者自己觉察到这种冲突，并因此而深感痛苦，乃至产生妨碍心理或社会功能的症状。在临床上，神经官能症有许多类型，如神经衰弱、焦虑症、恐惧症、强迫症、躯体形式障碍等。最常见的为神经衰弱，症状表现为头疼、头晕、易疲劳、易忘事、好失眠等。头疼的特点是时间位置不定，程度不严重，常随着心情好转而缓解，也因心情恶劣而加剧。焦虑症则以广泛性焦虑症和发作性惊恐状态为主要临床表现，常伴有头晕、胸闷、心悸、呼吸困难、口干、尿频、尿急、出汗、震颤等症。无论哪种类型，发病时间久了都会对患者身心造成严重影响。本病的防治偏方秘方有以下几种。

加味逍遥散

柴胡、当归、白术、甘草、白芍、茯苓各6克，栀子、牡丹皮各3克。水煎取药汁。每日1剂，分3次服用。本方养血和营，清肝健脾，适用于抑郁症。

柴胡疏肝散

柴胡、陈皮（醋炒）各6克，香附5克，枳壳、川芎、芍药各3克。水煎取药汁。每日1剂，分2次服用。本方疏肝解郁，适用于抑郁症。

柴胡　　　陈皮　　　香附

枳壳　　　川芎　　　芍药

四逆散

柴胡、炙枳实、炙甘草、白芍各3克。上药分别粉碎，研为细末，装瓶备用。以白开水冲服药末，每日1剂，分3次服用。本方疏肝理气，调和脾胃，适用于抑郁症。

桑椹酸枣仁汤

桑椹30克，酸枣仁15克。上药加水，以大火煎沸，改小火煎20分钟，取汁100毫升备用。顿服，每日1次，2周为1个疗程。本方养血安神，适用于神经、衰弱。

桑椹

加味甘麦大枣汤

炙甘草12克，龙骨（先煎）、浮小麦各30克，首乌藤20克，酸枣仁、柏子仁各15克，茯神、合欢花各10克，大枣10枚。水煎取药汁。每日1剂，分3次服用。本品解郁，养心，安神，适用于神经衰弱。

炙甘草

龙骨

浮小麦

夜交藤

酸枣仁

柏子仁

胡桃安神汤

丹参15克，佛手柑片6克，胡桃仁12克，白糖50克。先胡桃仁捣烂，加白糖混合均匀；将丹参、佛手柑共煎汤，加入胡桃白糖泥，沸煮10分钟即成。每日1剂，分2次服用。本品补血养气，活血安神，适用于神经衰弱。

茯神

合欢花

大枣

养生知识

神经衰弱症的运动疗法

按摩和运动能够治疗神经衰弱症，方法具体如下。

1.按摩涌泉穴。两手相互搓热，用右手中间三指搓左足心，即涌泉穴处，搓至足心发热为止。依上法，用左手搓右足心。

2.鸣天鼓。两手心掩耳，食指放在中指上，然后让食指滑下，弹击脑后的风池穴20～30次。此法可减轻神经衰弱所致的头昏头痛。

3.散步。每天散步2～3千米，有助于调整大脑皮质的兴奋和抑制过程，减轻神经衰弱带来的头痛、两太阳穴跳痛等症状。同时可以振奋精神，改善心情。

4.冷水浴。冷水的刺激有助于强壮神经系统，增强体质。神经衰弱的人在早晨起床后，可先用温水擦身，经过一段时间锻炼，再改用冷水擦身。擦身时间可持续1分钟左右。长期坚持，可产生效果。

三叉神经痛

三叉神经痛是一种常见的脑神经疾病，发病时，一侧面部三叉神经分布区域内骤然发生剧烈疼痛，如针刺、刀割、烧灼、电击般令人难以忍受。疼痛是间歇性的，从数分钟到数小时不等，随着病情的发展，疼痛会愈加频繁，间歇时间也更短。本病多发生于中老年人，右侧多于左侧。日常生活中的一些小动作，如说话、洗脸、刷牙等，都可能引发剧烈疼痛，持续数秒或数分钟。

在临床上，三叉神经痛分为原发性和继发性两种。原发性三叉神经痛的病因至今还不清楚，一种认为是由三叉神经细胞缺血引起的，一种为疱疹病毒侵入神经引起的，也有的认为是脑干附近动脉受压迫导致的，等等。

继发性三叉神经痛病因已经查明，多是由牙髓炎、鼻窦炎、脑桥小脑角肿瘤等引发，只要对症治疗，就能消除三叉神经疼痛。

中医学没有"三叉神经痛"的病名，此病属于中医学的"面痛""肝火"范畴，治疗原则为育阴潜阳，清热降火，活血化瘀，散风息风。本病的防治偏方秘方有以下几种。

疏肝理气汤

山栀子、柴胡、白芍、钩藤（后下）各15克，香附（后下）、白芷、白芥子、郁李仁各10克，川芎、甘草各5克。上药加水煎2次，混合两煎所得药液。每日1剂，分上下午服，6日为1个疗程。本方清热降火，平肝息内，活血化瘀，适用于原发性三叉神经痛。

柴胡

川芎止痛汤

川芎20～30克，防风、荆芥、全蝎各10～12克，地龙15～25克，细辛3～6克。水煎取药汁。每日1剂，分2次服用。本方祛风止痛，活血化瘀，适用于风邪内侵所致的三叉神经痛。

四味芍药汤

白芍、生牡蛎各30克，丹参、甘草各15克。水煎取药汁。每日1剂，分2次服用。本方柔肝潜阳，活络逐风，适用于三叉神经痛。

细辛

细辛五味子汤

细辛5克，五味子15克。水煎取药汁。每日1剂，连服30剂可见效。禁食刺激性食物。本方祛风止痛，适用于三叉神经痛。

风静络和疼止汤

荆芥炭、蒺藜、炒荆芥各9克，香白芷、陈皮各4.5克，白僵蚕90克，生石膏30克（先煎），延胡索（炒）、钩藤各12克，全蝎粉3克（另吞）。水煎取药汁。口服，每日1剂。本方祛风，通络，止痛，适用于三叉神经痛。

四白胆地汤

石决明（先煎）30克，白芍、生地黄各15克，白僵蚕、白芷、蒺藜、蔓荆子、没药（后下）、龙胆草各10克，全蝎、甘草各5克。上药加水煎2次，混合两煎所得药液。每日1剂，分上下午服，30剂为1个疗程。本方育阴潜阳，消风降火，通络化瘀，适用于原发性三叉神经痛。

玉女煎加味

石膏（先煎）40克，生地黄、白芍各20克，蒺藜15克，知母、麦冬、石斛、牛膝、白芷各10克，细辛、全蝎、炙甘草各5克，蜈蚣3条。上药加水煎2

次，混合两煎所得药液。每日1剂，分上下午服。本方清热降火，滋阴益胃，散外风，息内风，适用于三叉神经痛，症见面、下颌、齿龈阵发性剧痛，痛似刀割。

牵正散

蒲公英20克，天麻、僵蚕、白芷、防风、胆南星、地龙各10克，川芎、细辛、全蝎各5克。上药加水煎2次，混合两煎所得药液。每日1剂，分上下午服，15日为1个疗程。本方散外风，息内风，化痰瘀，适用于原发性三叉神经痛。

散偏定痛饮

白芍、牵牛子、川芎、赤芍各20克，生地黄、地骨皮、石决明各30克，当归、白芥子、蒺藜各15克，桃仁、升麻、天麻、白芷、甘草、红花各10克，细辛、止痉散（分冲）各6克。水煎取药汁。每日1剂，分2次服用。本方活血通络，平肝祛风，止痛，适用于气滞血瘀所致的三叉神经痛。

三叉汤

苍耳子、赤芍、钩藤、柴胡、蔓荆子各12克，生石膏24克，甘草、黄芩、荆芥、薄荷各9克，葛根18克，全蝎6克，蜈蚣3条。水煎取药汁。每日1剂，分2次服用。本方清热泻火，平肝止痉，适用于肝阳上亢所致的三叉神经痛。

苍耳子

养生知识

三叉神经痛的食物选择

三叉神经痛患者的饮食宜以流质为主，少吃多餐，每日5~6餐为宜。饮食的营养成分应以高蛋白、高糖液体食品为主，如牛奶冲藕粉、牛奶冲蛋花、肉松过箩粥等。摄食这些食物会让人产生饱足感，能够降低三叉神经痛带来的就餐不便。食物的温度更要适宜，不能过热，也不要太冷，否则极易引起三叉神经疼痛。

不宜食用洋葱、大葱、大蒜、韭菜、蒜黄等刺激性食物；在菜肴的烹制过程中，最好禁用五香粉、干辣椒、芥末、咖喱粉等调味品。禁饮酒。

坐骨神经痛

坐骨神经是人体最粗大的神经，由腰神经和骶神经组成，起始于腰骶部的脊髓，经骨盆，穿过坐骨大孔，抵达臀部，然后沿大腿后面下行到足。它的主要功能是管理人体下肢的感觉和运动。当人患有腰肌劳损、腰椎间盘突出、腰椎骨增生、风湿性病变时，通常会引起坐骨神经通路及其分布区的疼痛，这种疼痛就称为坐骨神经痛。

严格来说，坐骨神经痛不是一种疾病，而是多种疾病的一种症状。其基本特征为臀部、大腿后侧、小腿外侧持续性钝痛、抽痛，痛感时轻时重，严重时抬脚行走都困难。

中医学认为，坐骨神经痛发作受内、外二因影响，内因是肝肾不足、气血虚弱、营卫不固；外因是风寒湿邪入侵，外邪阻塞于经络中，不通则痛。所以，坐骨神经痛的治疗原则是：益气补血，祛风散寒，活血化瘀，祛湿通络。本病的防治偏方秘方有以下几种。

坐骨丸

党参、当归、木瓜、延胡索、甘草各60克，续断90克，全蝎、落得打、甘松各30克，蜈蚣20条，蜂房2只。上药研成细末，炼蜜为丸。每服6克，每日3次。本品益气活血，舒筋止痛，适用于坐骨神经痛。

痛痹汤

乌蛇20克，延胡索、骨碎补各10克，鸡血藤25克，牛膝、丹参、当归、白芍、炙甘草各15克，乳香、没药各7.5克。水煎取药汁。每日1剂，分2次服用。本方温经通络，祛风散寒，适用于坐骨神经痛。

加味桂乌汤

桂枝12克，白芍、丹参各30克，制川乌、炙甘草各9克。水煎取药汁。每日1剂，分2次服用。本方祛湿散寒，温通经脉，化瘀止痛，适用于坐骨神经痛。

舒筋活络饮

独活、川牛膝各15克，威灵仙、杜仲、当归、续断各12克，千年健、地龙、木瓜各10克，鸡血藤30克，红花、

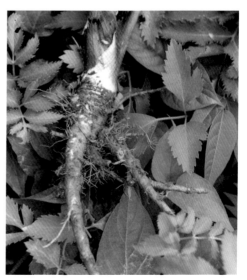

独活

川芎各9克。水煎取药汁。每日1剂，分2次服用。本方舒筋活络，行血止痛，适用于坐骨神经痛。

加减阳和汤

麻黄10克，熟地黄20克，油桂5克，白芥子、焦白术、桃仁、赤芍、茯苓、生甘草各15克，鹿角霜50克，延胡索25克。水煎取药汁。每日1剂，分2次服用。本方温阳散寒，化瘀通络，适用于坐骨神经痛。

皂独附姜汤

皂角刺、薏苡仁各30克，独活、附子、防己各9克，肉桂6克，姜黄、苍术各15克。水煎取药汁。每日1剂，分2次服用。本方祛风除湿，散寒止痛，适用于坐骨神经痛。

皂刺

养生知识

坐骨神经痛的注意事项

坐骨神经痛急性期，不能睡软床，否则会加重病情；避免重体力劳动，尤其是弯腰搬重物；避免受风寒刺激，使腰部保温受热；严禁饮酒，不能吃辣椒等刺激性食物。

坐骨神经痛会妨碍正常的运动，但不能因此就绝对停止运动。适度的体育锻炼可以加强腰部肌肉力量，有助于康复。

中老年人服用一些激素或含有激素类药物来治疗坐骨神经痛时，应关注自己的血压、血糖、血钙和血钾的变化。激素对人体具有一定的副作用，可引起高血压、高血糖、骨质疏松和低血钾。

小儿多动症

小儿多动症即儿童多动综合征，也叫注意缺陷多动障碍，是儿童较常见的一类心理障碍，多发于6～14岁年龄段，男孩多于女孩。本病临床表现为注意力不集中、自我控制能力差、动作过多、情绪不稳、任性冲动，伴有学习困难，但智力发育正常或基本正常。多动症具有一定的自愈倾向，患者进入青春期后多自我好转。本病的防治偏方秘方有以下几种。

鹿角粉龙膏汤

鹿角粉（冲）、熟地黄各20克，生龙骨（先煎）30克，丹参、炙龟板各15克，枸杞子、石菖蒲各9克，远志3克，砂仁（捣碎，后下）4.5克，益智6克。水煎取药汁。口服。本品滋阴潜阳，涤痰开窍，活血化瘀，适用于小儿多动症。

健脾养心丸

白术10克，甘草6克，云茯苓、大枣、龙骨、牡蛎、生地黄、白芍、地骨皮各12克，胡黄连4克，鸡内金8克，浮小麦30克。水煎取药汁。每日1剂，分2～3次服用，6剂为1个疗程。本品健脾养心，适用于小儿多动症，症见小儿面黄肌瘦、烦躁不安、喜爬好动、口臭、便秘、少寐、盗汗、遗尿。

白术

滋肾平肝汤

生地黄、枸杞子、女贞子、旱莲草、合欢花、钩藤、杭菊花各10克，当归6克，生白芍13克，百合、珍珠母、生龙骨、生牡蛎各15克。水煎取药汁。每日1剂，分早晚服。本方滋养肝肾，平肝潜阳，适用于肾虚肝亢型小儿多动症。

益智宁神汤

熟地黄、黄芪各15克，白芍12克，龙骨20克，五味子、远志、石菖蒲各6克。水煎取药汁。每日1剂，分2次服用。本方益肾填精，清心宁神，适用于小儿多动症。

益气宁心汤

黄芪、党参、山药、石菖蒲、钩藤各10克，茯神、酸枣仁各20克，首乌藤、生龙骨、生牡蛎各15克，远志、炙甘草各6克。水煎取药汁。每日1剂，分早晚服用。本品养心健脾，安神定志，适用于心脾气虚型小儿多动症。

生脉饮

红参3克，麦冬、北五味子各6克。水煎取药汁。代茶频饮，每日1剂。本品益气养阴，安神定志，适用于气阴两虚型小儿多动症。

红参

麦冬

北五味子

黄芪

养生知识

小儿多动症的饮食调理

患有多动症的儿童需要多吃一些富含蛋白质、维生素及卵磷质、矿物质的食物，例如牛奶、鸡蛋、大豆及其制品、瘦肉、动物肝脏等。这些食物可以促进儿童大脑发育，改善大脑神经传递信息，从而减轻多动症。此外，还宜多吃花生、胡桃、黑芝麻、海带、鱿鱼、紫菜等食物，它们也有助于多动症的痊愈。

医学研究发现，辣椒、生姜、酒类、苹果、柑橘、西红柿等，含有甲基水杨酸类物质较多，能影响孩子神经传递信息，宜少食，否则将加重病情。

另外，高糖饮食也可以引起多动症。高糖饮食会抑制人体内儿茶酚胺等神经递质分泌，从而引起多动症。

第四章
运动系统疾病的防治偏方秘方

颈椎病

颈椎病是指因颈椎退行性病变而引起颈椎管或椎间孔变形、狭窄，刺激、压迫颈部脊髓、神经根，并引起相应临床症状的疾病。临床上主要表现为颈肩痛，头晕头痛，上肢麻木，肌肉萎缩，严重时可影响人的下肢行动，导致下肢麻痹、大小便障碍，甚至出现瘫痪。本病多发于四十岁以后人群，随着年龄增高，发病率也增高。本病的防治偏方秘方有以下几种。

颈愈汤

炙黄芪24克，桂枝、白芍、当归、姜黄、鹿角胶（烊）、乌梅、仙茅、制川乌、制草乌各12克，乌蛇9克，葛根、淫羊藿各15克。上药加水500毫升，煎取汁300毫升。每日1剂，分2次服用，15日为1疗程。本方祛风散寒，温经通络，适用于神经根型颈椎病。

当归葛根二藤汤

当归、鸡血藤、丹参、威灵仙、杭白芍各15克，葛根20克，钩藤12克，没药、川芎、黄芪、全蝎、地龙各10克，蜈蚣2条，桑枝5克，甘草6克。水煎取药

当归

汁，药渣留下备用。药汁内服，每日1剂，每日2次；药渣热敷颈部1小时；5剂为1个疗程。本方祛风活血，除湿通络，适用于神经根型颈椎病。

壮颈汤

炙黄芪45克，当归、生地黄、熟地黄各25克，牛膝、赤芍、白芍各15克，川芎、羌活、桑枝、防风、地龙、穿山甲（先煎）各9克，丹参、桑寄生各30克，续断10克。水煎取药汁。每日1剂，分次服用，5日为1个疗程。本品祛风通络，活血化瘀，适用于椎动脉型颈椎病。

活血通颈汤

当归12克，红花、丹参、川芎、白芷各10克，延胡索、葛根各16克，羌活、僵蚕各15克，桂枝9克，白芍20克，甘草6克。水煎取药汁。每日1剂，分2次服用，15日为1个疗程。本品行气活血，解痉通络，适用于各型颈椎病。

定眩汤

当归、何首乌、僵蚕、制乳香、黄芪各10克，川芎30克，泽泻、淫羊藿各20克，丹参、葛根各25克，全蝎、炙甘草各6克。水煎取药汁。每日1剂，分2次服，10日为1个疗程。本方补肾固本，益气活血，化痰通络，适用于椎动脉型颈椎病。

僵蚕

舒颈汤

葛根、当归、白芍各15克，桂枝10克，炒白术12克，黄芪30克，茯苓、狗脊各20克，全蝎粉3克（装胶囊）。上药除全蝎粉外，水煎3次，合并三煎所得药汁。每日1剂，药汁分3次温服，每次服用时，以药汁送服全蝎粉胶囊，7剂为1个疗程。本方补气血，益肝肾，祛风寒，化痰湿，活瘀血，通经络，适用于颈椎病。

葛根	当归	白芍
桂枝	炒白术	黄芪
茯苓	狗脊	全蝎

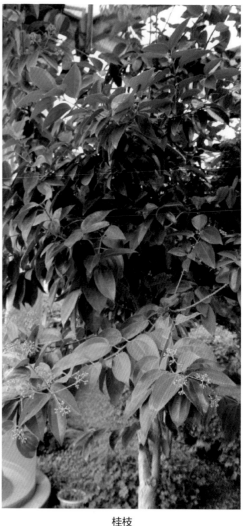

桂枝

养生知识

颈椎病锻炼方法

颈椎病患者锻炼时，方法有多种，掌握不适度，不但不能起到巩固疗效的目的，还会导致病情复发。日常锻炼颈部方法有如下几种。

1.用头从右向左做画圈动作，每一个方向动作做到极限，尽量把颈部肌肉拉直。左右重复做10次。

2.望天俯地。抬头，仰望天空，脖颈尽量后仰；低头俯视大地，下颌尽力贴近胸部。一组动作重复10次。

3.左右侧屈。颈部向右弯，右耳朵贴在右肩膀上，复位；换左侧重复前面的动作。一组动作重复10次。

肩周炎

肩周炎是肩关节周围炎的简称，又名冻结肩、漏肩风、五十肩等。为肩关节周围软组织的无菌性炎症。肩关节周围炎是中、老年人的一种常见病。主要表现为肩关节疼痛及关节僵直。疼痛可为阵发性或持续性；活动与休息均可出现，严重者一触即痛，甚至半夜会痛醒。部分患者疼痛可向颈、耳、前臂或手放射，肩部可有压痛。该病在中医学临床分为风寒型、瘀滞型、虚损型等类型。治疗时宜益气养血，舒筋通络。本病的防治偏方秘方有以下几种。

薏苡仁苍术汤

薏苡仁、苍术、羌活、独活、麻黄、当归、川芎、生姜、甘草各10克，乌头5克，桂枝6克。水煎取药汁。每日1剂，分次服用。本方除湿通络，祛风散寒，适用于肩关节酸痛或有肿胀、痛有定处、手臂肩关节沉重、活动不便、肌肤麻木不仁、苔白腻、脉濡缓。

蠲痹汤

羌活、独活、秦艽、甘草、乳香、木香、桑枝、海风藤各10克，当归、川芎各15克，桂心1克。水煎取药汁。每日1剂，分次服用。本方益气和营，祛风胜湿，适用于肩周炎。

羌活

桑枝防己汤

桑枝15克，防己6克，黄芪12克，当归、茯苓、威灵仙、秦艽各9克，川芎4.5克，升麻3克。水煎取药汁。每日1剂，分次服用。本方祛风除湿，适用于肩周炎。

桑枝

防己

黄芪

当归

茯苓

威灵仙

三痹汤

独活、秦艽、防风、当归、炙甘草、川芎各10克，细辛5克，白芍、熟地黄、

秦艽

川芎

升麻

杜仲各15克,党参、黄芪各20克,茯苓、续断、牛膝各12克,桂心1克。水煎取药汁。每日1剂,分次服用。本方补益气血,滋补肝肾,祛风散寒,除湿止痛,适用于风寒型肩周炎。

桂枝芍药知母汤

桂枝、芍药、知母、防风、白术各9克,制附子8克,麻黄、炙甘草各6克,生姜3片。水煎取药汁。每日1剂,分次服用。本方祛风湿,清热毒,止痹痛,适用于风寒湿痹型肩周炎。

桂枝　　　　芍药　　　　知母

防风　　　　白术　　　　制附子

麻黄　　　　炙甘草　　　　生姜

舒筋养血汤

当归、生地黄、熟地黄各12克,鸡血藤、赤芍、白芍、炙甘草、威灵仙各10克,桂枝、蜈蚣、橘络各6克,黄芪15克,细辛1克。水煎取药汁。每日1剂,分次服用。本方益气养血,活血通络,祛风止痛,适用于肩周炎。

黄芪五物汤

黄芪20克,白芍、当归、牛膝各15克,桂枝、甘草各6克,乳香、没药、羌活各10克,薏苡仁30克。水煎取药汁。每日1剂,分次服用。本方调和营卫气血,活血通络止痛,适用于损伤型肩周炎,症见肩关节疼痛剧烈、有针刺样痛感、手臂活动时疼痛加重,同时关节屈伸不利、苔薄白、脉细涩。

川乌

乌头汤

川乌5克,麻黄6克,黄芪15克,芍药、甘草各10克。水煎取药汁。每日1剂,分次服用。本方温经散寒,祛风除湿,适用于风寒型肩周炎,症见肩关节疼痛较剧,痛有定处,得热痛减、遇寒痛增,关节屈伸不利,肩关节不红,苔薄白,脉弦紧。

独活饮

独活20克。将独活研为粗末，放入杯中，用沸水冲泡。代茶饮用，每日1剂。本品祛风，除湿，止痛，适用于风湿痹痛、肩周炎。

土鳖饮

土鳖虫4个。将土鳖虫洗净焙干，研成细末，放入茶杯内冲入开水闷泡10分钟。代茶饮用，每日1剂，连服15～20日。本方破瘀活血，通络止痛，适用于瘀血性腰背疼痛、肩周炎。

桑枝饮

鲜嫩桑枝适量。将桑枝研为粗末，放入茶壶中，用沸水冲泡。代茶饮用，每日1剂。本方通络利节，祛风除湿，适用于风湿型肩周炎。

附子苍术饮

制附子5克，苍术10克。上药研为粗末，放入保温杯中，用沸水冲泡，加盖闷30分钟。代茶饮用，每日1剂。本品温中散寒，通窍止痛，祛风除湿，适用于寒湿型腰背痛、肩周炎。

仙灵木瓜饮

淫羊藿15克，川木瓜12克，甘草9克。上药研为粗末，放入保温杯中，冲入沸水浸泡。代茶饮用，每日1剂。本品舒筋活络，祛风除湿，止痛，适用于筋节挛缩、风湿疼痛及肩周炎。

仙灵脾　　　川木瓜　　　甘草

养生知识

肩周炎锻炼小技巧

轻度关节炎患者有针对性地做一些肩部关节活动，可以治愈肩周炎。肩部活动幅度宜大，每次持续时间在10分钟以上。譬如，可以转肩画圈，以患肩为中心，由里向外做画圈运动；做后伸下蹲运动，人背向站于桌前，双手后扶于桌边，反复做下蹲动作，以加强肩关节的后伸活动；做展臂运动，人上肢自然下垂，双臂伸直，手心向下缓缓外展，向上用力抬起，到最大限度后停上2分钟，再重复进行。

骨质疏松症

骨质疏松症是由多种原因导致的骨密度和骨质量下降，骨微结构破坏，造成骨脆性增加，从而容易发生骨折的全身性骨病。

疼痛是骨质疏松症的最主要表现。患者往往出现腰背酸痛或周身酸痛，身体负重时疼痛加重，严重时翻身、起坐及行走均有困难。骨质疏松病情加剧后，人体脊柱会变形，身高缩短，出现驼背，进而影响心肺功能。另外，骨质疏松后，骨折现象大幅增长。一些上了年纪的人，摔了一跤后便出现骨折，这多与骨质疏松有关。

医学上，骨质疏松症分为原发性和继发性两大类。原发性骨质疏松症又可分为三小种，即绝经后骨质疏松症、老年性骨质疏松症和特发性骨质疏松。妇女绝经的5～10年间，要特别注意养骨，因为这段时间是绝经后骨质疏松症的高发期。老年性骨质疏松症一般指老人70岁后发生的骨质疏松，特发性骨质疏松则主要发生在青少年，至今，医学界还未完全弄清病因。

中医学也对骨质疏松症有所研究，认为该病可划分为三种类型：一是肝肾亏虚型，症见头晕目眩、耳鸣口干、少寐健忘、体疲乏力、腰膝酸软、佝偻、步履艰难、舌红苔少、脉沉细；二是脾肾阳虚型，症见神疲体倦、面色不华、肢冷畏寒、腰背酸痛、便溏、舌淡苔薄白、脉沉细；三是气滞血瘀型，症见骨痛、腰酸背疼、胁肋胀闷，亦可见四肢关节畸形、舌色暗红、舌苔白腻、脉沉弦。中医认为，治疗骨质疏松宜补肾补脾、固精益气。本病的防治偏方秘方有以下几种。

壮肾补骨方

杜仲、补骨脂各20克，枸杞子、地黄各15克，女贞子、菟丝子、茯苓、当归、龟板、续断、鹿角胶（另冲）各10克，黄芪、川芎、牛膝各6克，大枣6枚。水煎取药汁。每日1剂，连服10个月。本方补肝肾，壮筋骨，益脾气，固精气，适用于骨质疏松。

二仙肾气汤

仙茅、淫羊藿、山药、泽泻、山茱萸、茯苓、牡丹皮、当归、川芎各10克，熟地黄15克，肉桂3克，附片、青皮、陈皮各5克。水煎取药汁。每日1剂，20日为1个疗程。本品温补肾阳，适用于骨质疏松、肾虚腰背痛。

牡丹

黄豆猪骨汤

鲜猪骨250克，黄豆100克。黄豆提前用水泡6~8小时；将猪骨洗净，切断，置水中烧开，去除血污；然后将猪骨放入砂锅内，加生姜20克，黄酒200毫升，盐适量，加水1000毫升，煮沸后用小火煮至骨烂，放入黄豆继续煮至豆烂，即可食用。每日1次，每次200毫升，每周1剂。本品补骨壮骨，适用于骨质疏松症。

龟板鳖甲粉

龟板、鳖甲板各150克。将龟板、鳖甲板烤炒后用醋淬，共研成细末，瓶装备用。温开水送服，每日2次，每次3克。本品滋阴潜阳，补肾健骨，适用于肾阴虚型骨质疏松症。

胡桃粉牛奶

胡桃仁20克，蜂蜜20毫升，牛奶250毫升。胡桃仁洗净，晒干（或烘干）后研成粗末，备用；牛奶倒入砂锅中，用小火煮沸，调入胡桃粉，再煮沸时停火，加入蜂蜜，搅匀即成。早餐时食用。本方补肾壮骨，适用于肾阳虚型骨质疏松症。

胡桃

养生知识

骨质疏松患者要动起来

患有骨质疏松症的人应经常运动，进行力量训练、有氧运动、柔韧性训练。

力量训练可依靠器械来完成，如哑铃等，以此来增强上臂和脊柱的力量，同时还能减缓骨质疏松的进展。有氧运动可以锻炼下肢及脊柱下部的骨骼，减少骨骼中矿物质成分的流失。散步、跳舞、爬楼梯、游泳以及园艺劳动等，就是很不错的有氧训练。游泳运动更适合严重骨质疏松症患者。柔韧性训练能够增加关节韧性，提高身体的平衡能力，并防止肌肉损伤。柔韧性运动过程中，动作幅度不能太大，缓慢、温和地进行。

有些运动对骨质疏松症患者不太适合，如跳跃、跑步等冲击性强的运动，它们会增加脊柱和下肢末端的压力，使脆弱的骨骼易发生骨折。前后弯腰的运动如仰卧起坐、划船等，也最好不要做。

骨质增生

骨质增生是一种常见的骨质不同程度的增生性改变，又称为退变性关节病、增生性关节炎、骨刺等。骨质增生的部位很多，包括颈椎、腰椎、膝盖骨、足跟骨等。部位不同，症状也有很大的差异，如腰椎骨质增生，腰椎及腰部软组织就会产生酸痛、胀痛、僵硬与疲乏感，一旦影响到坐骨神经，剧烈疼痛就会向下肢放射；足根骨质增生时，就会脚底疼痛，早晨重，下午轻，起床下地第一步痛不可忍，有石硌、针刺的感觉，活动开后症状减轻。骨质增生分原发性和继发性两种，一般多发生在中年以上，与年龄、慢性劳损、外伤、代谢、精神等多种因素相关。本病属中医学"骨痹"范畴，治疗时宜滋补肝肾、活血通络、除寒散寒。本病的防治偏方秘方有以下几种。

骨金丹

炙马钱子（沙炒，以黄褐色为度）、炙川乌、炙草乌各5克，威灵仙、续断、桑寄生、赤芍各10克，乳香、没药各15克，茜草、丁公藤各20克。上药烘干为末，炼蜜为丸，每丸重10克。每次1丸，早晚空腹服用，3个月为1个疗程。本品温经活络，祛湿散寒，适用于寒湿型骨质增生。

威灵苁蓉汤

威灵仙、肉苁蓉、熟地黄、清风藤、丹参各15克。上药加水煎2次，混合所煎药汁。每日1剂，每日2次分服。本方补肾益精，祛风通络，适用于颈椎、腰椎、足跟等部位的骨质增生。

威灵仙

补肾克刺汤

淫羊藿、独活、木瓜、杜仲各15克，巴戟天、川芎、鹿胶（兑服）各10克，薏苡仁30克，续断、狗脊、黄芪各20克，当归12克，炙甘草3克。水、酒各半，煎取药汁。每日1剂，口服。本方补肾壮骨，祛风散寒，除湿通络，适用于腰椎骨质增生。

木瓜灵脾汤

淫羊藿、鹿衔草、鸡血藤各30克，骨碎补、木瓜各15克，熟地黄、当归、鳖甲、龟板、甘草各10克，桂枝、细辛各5克。水煎取药汁。每日1剂，分2次温服。本方滋补肝肾，活血通络，软坚化瘀，适用于骨质增生。

威灵仙甲散

威灵仙60克，穿山甲、乌梢蛇、土鳖虫各30克，白花蛇2条，皂角刺、生川乌、生草乌、透骨草、细辛、川芎、茜草、生没药、生乳香各50克，冰片15克。上药共研为极细末，用米醋（或黄酒）调成糊状，备用。将药糊敷于患处，隔日换药1次，7日为1个疗程。本方祛风湿，消骨鲠，通经络，适用于骨质增生。

益肾坚骨汤

黄芪、鸡血藤各30克，干地黄20克，骨碎补、狗脊、续断、菟丝子、枸杞子、葛根、当归、白芍、川芎各12克，补骨脂15克。水煎取药汁。每日1剂，每日2次。本方益肾养血，和络止痛，适用于颈椎骨质增生。

鸡血藤

地黄

骨刺丸

熟地黄、骨碎补、炙马钱子、肉苁蓉、鸡血藤各60克，净乳香、旱三七、净没药、老川芎各30克。上药研末，炼蜜为丸，每丸重6克。用温开水或黄酒送服，每日2次，每次1丸。本品补肝益肾，填精益髓，活血止痛，适用于肝肾不足引起的骨质增生。

麻黄

骨碎补

炙马钱子

肉苁蓉

鸡血藤

乳香

骨质增生疼痛缓解方

杭白芍30～60克，制川乌、制草乌各12克，生甘草10克，野木瓜15克，威灵仙、黄精各30克。水煎取药汁。每日1剂。本方滋补肝肾，去邪止痛，适用于骨质增生，包括颈椎腰椎、膝关节、足跟骨质增生等引起的疼痛、麻木等。

三七

没药

川芎

养生知识

预防骨质增生

长期剧烈的运动可使骨骼及周围软组织受力不均，负荷过重，导致骨质增生，因此平时进行体育锻炼时，一定要适量适度。中老年人防止膝关节骨质增生，可以每天做蹲起训练。训练前，先用双掌轻轻拍打膝盖四周，活动肌骨；然后身体直立，双手分别放于身体两侧，下蹲，起立时，双手可按住膝关节处借力。可连续做10～30次。

腰肌劳损

腰肌劳损是指腰骶部肌肉、筋膜等软组织慢性损伤，也被称为"功能性腰痛"或"腰臀肌筋膜炎"等。在慢性腰痛病中，本病占的比例最大。此病起因多数是由于搬抬重物用力过猛，或姿势不当，弯腰或保持某种姿势时间太长，使腰肌筋膜充血、痉挛。急性发病时，疼痛剧烈，脊柱僵直，动作缓慢，甚至连咳嗽、大笑也会导致腰部剧痛，肢体活动大大受限。

从中医的角度看，腰肌劳损属于中医"痹证""腰痛"等范畴。王肯堂在《证治准绳》中说："腰痛有风、有湿、有寒、有热、有挫闪、有瘀血、有气滞、有痰积，皆标也，肾虚其本也。"这就是说腰肌劳损根本是肾虚，加上风、寒、湿等邪毒影响，于是病发。所以，治疗本病应当标本兼治，在散寒除湿、通络止痛、活血化瘀的同时，兼补益脾肾。本病的防治偏方秘方有以下几种。

二乌通痹汤

制川乌、制草乌、独活各10克，黄芪20克，牛膝、桃仁、红花、威灵仙、杜仲、桑寄生各15克。上药水煎，取药汁，药渣备用。每日1剂，口服药汁，将药渣用布包起来，外敷腰部15～20分钟，30日为1个疗程。本方补益肝肾，益气活血，祛风除湿，散寒止痛，适用于腰肌劳损。

川乌

伤筋散

芫花根、草乌、威灵仙、穿山甲、川乌、樟脑各50克，生姜150克。将前5味药研成细末，过100目筛；再将樟脑研细末，两药末混匀，备用。捣碎30克生姜，与50克药末和匀，敷在痛处，上面盖一层纱布，用胶布固定，再在药上敷以热水袋；48小时后取下，按摩局部皮肤；间隔6小时，按照前面所述的方法，再重复敷药，10日为1个疗程，休息3日可进行第2疗程。本方行气散结，通络止痛，适用于腰肌劳损。

腰肌劳损方

红花、川乌各20克，草乌15克，白花蛇60克，牛膝50克，当归、甘草、鸡血藤各30克，乌梅10克，冰糖100克，白酒1000毫升。上药共研成粗末，倒入白酒中，每日摇晃2～3次，5日后滤取清液即可。每日饮服3次，每次10～20毫升；同时取适量药酒外擦疼痛部位，每日3次；15日为1个疗程，1个疗程未愈者，可休息3～5日，开始第2个疗程。（不能饮酒者，可仅外擦用。）本方逐风除湿，活血化瘀，适用于风寒湿型腰肌劳损。

身痛逐瘀汤加减

桃仁、红花、香附、秦艽、当归尾各10克，牛膝15克，五灵脂、川芎各9克，地龙12克，没药、羌活各6克，甘草3克。水煎取药汁。每日1剂，早晚各服1次。本方活血化瘀，通络止痛，适用于慢性腰肌劳损。

黄芪鹿角霜白术汤

黄芪40克，鹿角霜、白术各20克，当归、骨碎补、螃蟹、枸杞子各10克，土鳖虫、没药各6克，生麦芽15克。上药水煎，取药汁，药渣备用。药汁每日1剂，分2次服用；将药渣趁热敷腰部；10日为1个疗程。本方益气通督，破瘀壮筋，适用于腰肌劳损、肝肾亏虚。

白术

养生知识

几招小动作治腰肌劳损

为了加快腰肌劳损的康复，平时可做一些小动作来锻炼腰部。

方法一：空拳叩腰。患者采用端坐位，左手握空拳，在左侧腰部自上而下轻叩10分钟。叩击完，再用左手掌上下按摩或揉搓腰部5分钟。左侧做完，右侧进行同样的动作。每日2次。

方法二：按揉肾俞、腰俞、委中、阿是穴。每穴按揉2分钟。

方法三：转腰。双手叉腰，两腿分开，与肩同宽。腰部放松，前后左右旋转摇动，动作幅度由小渐大，旋转80～100次。

腰肌劳损锻炼切忌操之过急。

腰椎间盘突出

脊柱是人体的中轴骨骼，有了它的支撑，人才能够直立行走，从事体力劳动。在脊柱的下端，生长着最大的椎骨，即腰椎。腰椎由五块椎骨组成，各椎骨之间由腰椎间盘连接。腰椎间盘结构分为三部分，即软骨板、纤维环、髓核。髓核是一种富有弹性的胶性物质，像橡皮筋一样，可受外部压力而改变其位置和形状。

人成年后，椎间盘发生退行性改变，髓核中的纤维物质变粗，逐渐失去原有的弹性，无法担负原来承担的压力。在过度劳损、体位骤变、猛力动作等情况下，髓核通常向外膨出，膨出部压迫神经组织，引起局部充血，继而水肿，以致发生炎症病变，导致腰腿痛，行走吃力，这种情况就称为腰椎间盘突出症。青壮年常患此病。

中医把"腰椎间盘突出"归为"腰痹"的范畴，病因分内因和外因，内因是肝肾亏损，气血不足；外因是跌仆闪挫，瘀血阻络，气血不通，不通则痛。所以，中医治疗此病的原则是补肾舒肝、活血化瘀、舒筋通络。本病的防治偏方秘方有以下几种。

舒筋化瘀汤

续断、伸筋草、牛膝各30克，白芍、木瓜各20克，独活、红花、秦艽、土鳖虫、没药（后下）各15克，炙甘草10克。上药加水煎3次，每次煎取药液200毫升，3次煎液混合共600毫升。每日1剂，每日3次，每次200毫升，每次服药间隔4小时。本方补肝肾，强腰骨，化血瘀，通经络，适用于腰椎间盘突出，腰腿痛，腿不能抬高，甚至不能行走。

川续断

通络止痛饮

黄芪、当归各30克，鸡血藤、续断、千年健各20克，红花、白芍、独活各15克，牛膝、炙甘草、透骨草、胆南星各10克，炙马钱子3克，蜈蚣2条。上药加水煎2次，混合两次所煎药汁；在首煎前，应先用水浸泡药材半小时。每日1剂，分上下午服，30剂为1个疗程。本方行气活血，补肾壮腰，祛风化浊，适用于腰椎间盘突出，腰腿痛，行走不利。

舒腰汤

桑枝（先煎）、鸡血藤各30克，葛根、杜仲、牛膝、续断各20克，红花、独活、地龙各15克，川芎5克。上药加水煎2次，混合两次所煎药汁。每日1剂，分上下午服。本方补肾壮腰，散风通脉，活血化瘀，适用于腰椎间盘突出，腰腿痛，活动不利。

桑

养生知识

腰椎间盘突出的日常保健方法

腰椎间盘突出患者应该睡较硬的木板床，睡软床会加大腰椎及其肌肉受力，不利于疾病康复。

穿裤子不系腰带看似放松，实则不利于腰椎间盘突出的治疗。系腰带，相对给腰部起了一个固定作用，可起到保护腰椎的作用。

患者仰卧时，宜在腰部另加一薄垫，或令膝、髋保持一定的弯曲度，使肌肉充分放松。俯卧位时，则床垫要平，以免腰部过度后伸。

风湿性关节炎

风湿性关节炎是一种常见结缔组织炎症，多发生在膝、踝、肘、腕等大关节处。病发时，病灶所在关节肿胀、酸痛，局部皮肤温度增高，呈微红色，有的还伴有轻度发热、脉搏加快等症状。关节疼痛是不固定的，呈游走性，而且常呈对称性。

环境对风湿性关节炎有影响，尤其是气候多变的地区。

中医把风湿病归为痹病，属于"痹证""历节风"，有风痹、寒痹、湿痹及热痹（急性风湿热）四型。风痹型关节炎的特点是关节疼痛游走不定；湿痹型关节炎的特点是湿邪内侵影响关节，关节拘挛，屈伸不利，活动不便，肢体沉重；热痹型关节炎的特点是关节红肿灼热，疼痛拒按，伴有发热、出汗、口渴、尿短赤等热证；寒痹型关节炎喜热怕凉，局部拘挛，痛如锥刺，痛处不移。

风湿性关节炎的治疗原则是正气固卫，祛风散寒，化寒温通。本病的防治偏方秘方有以下几种。

五加皮醪

五加皮50克，糯米500克，酒曲适量。五加皮洗净，先用水浸泡透，再煎煮，每30分钟取煎液1次，共煎2次，然后用所得煎液与糯米共同烧煮，做成糯米干饭；待米饭冷却，加酒曲拌匀，发酵成酒酿，即成。每日适量，佐餐食用。本方祛风除湿，通利关节，适用于风痹型风湿性关节炎。

五加皮

狗骨木瓜酒

麻黄（油炙酥）3克，木瓜9克，白术、桑枝各12克，五加皮、当归、天麻、川牛膝、红花、川芎各3克，秦艽、防风各1.5克，冰糖100克，白酒1000毫升。上药同放酒中，密封浸泡3～4个月后即可服用。每次温服10~20毫升，每日2次。本方驱寒消痛，适用于寒痹型风湿性关节炎。湿热或阴虚火旺者慎用。

复方桑枝茶

鲜桑枝100克，金银花藤、威灵仙30克，海风藤20克，甘草3克。先将鲜桑枝拣去杂质，洗净后晒干，切成片，再将金银花藤、威灵仙、海风藤、甘草分别洗净，晒干后切成片，与桑枝片同放入砂锅，加水煎煮半个小时，过滤取汁。代茶频饮，上下午分服，当日饮完。本方清热解毒，疏风通络，适用于热痹型风湿性关节炎。

清炖乌蛇

乌梢蛇1条，葱花、姜末、料酒、盐、味精、五香粉各适量。将乌梢蛇宰杀，除去皮和内脏，洗净后切成5厘米长的小段，放入沸水锅中，烹入料酒，加葱花、姜末，以小火煮1小时，待乌梢蛇酥烂后，加盐、味精、五香粉调味，即成。佐餐，随意服食。本品祛风，通络，适用于风寒湿痹型风湿性关节炎。

威灵仙狗骨汤

威灵仙20克，麻黄250克。将威灵仙拣洗干净，晒干后切片。麻黄洗净，打碎后与威灵仙片同放入砂锅中，加水适量，大火烧沸后，改中火煎煮1小时，滤取浓汁即成。饮汤汁，上下午分服。本方驱散湿寒，疏通经络，适用于风寒湿痹型风湿性关节炎。

草乌酒

制川乌、制草乌各15克，当归、牛膝各20克，低度优质白酒500毫升。将上述4味药材分别拣洗干净，晒干（或烘干）后切成片，

制川乌

同放入玻璃瓶中，加入白酒，加盖密封，每日摇动2次，浸泡15日即可饮用。每日2次，每次1小盅（约15毫升）。本方祛风除湿，温经止痛，适用于风寒湿痹型风湿性关节炎。

强氏蛇肉汤

蛇肉250克，胡椒40克，盐少许，姜片适量。将蛇肉加姜片炖汤，将成时以胡椒、盐调味。每日1剂，连用数日。本方利湿通络，温里散寒，适用于湿痹型风湿性关节炎。

乌梢蛇

养生知识

风湿性关节炎患者饮食注意事项

风湿性关节炎患者一般宜进高蛋白、高热量、易消化的食物，少食辛辣刺激及生冷、油腻之物。饮食应有节制，定时定量，不可暴饮暴食，以免增加脾胃负担，伤及消化功能。人参、白木耳、阿胶等补益食品，不能乱吃，它们能助长人体湿热，而风湿性关节炎又因湿热引起，所以嗜食补品会适得其反，非但病不能去，反添病痛。

类风湿性关节炎

类风湿性关节炎是一种以周围关节骨质损害为特征的全身性自身免疫性疾病。先是关节的滑膜发炎，进而致关节的软骨、韧带、肌腱发炎。炎症渗出液进入关节腔致使关节腔积液，关节肿痛。

简单判断个人是否患有类风湿性关节炎，可以看两个标准。一是是否有两个以上的关节同时肿痛；另一个标准是关节是否晨僵大于1小时。所谓关节晨僵，是指人早晨起来关节僵硬，屈伸困难。

类风湿性关节炎对人体危害极大，若长期得不到有效治疗，可导致关节滑膜、软骨和骨质的破坏，致残率高达30％。除关节损害外，还累及心、肺、神经系统等器官或组织。

中医把类风湿性关节炎归为痹症范畴。痹，就是闭塞不通的意思。人体如果肾虚脾弱，卫气不固，就易受到风、寒、湿等外邪侵袭，致使气血不畅，外邪顺着经络侵扰关节，久而久之，关节就会产生肿痛等一系列症状。

痹症分寒痹、热痹两大类。寒痹发病较缓，关节肿而不红，疼痛日轻夜重，遇寒加重，遇热则减，便溏，舌苔白或白腻，脉势沉缓。寒痹治疗的原则为补肾健脾，温经散寒，祛风胜湿。

热痹发病较急，关节红肿、疼痛，拒按，有时还会导致人体发烧。患者口干喜饮，烦躁，舌红，苔黄或黄腻，脉数。热痹中的热，是由外邪久郁化热而来。治疗热痹的原则为清热解毒，散风通络，凉血活血，健脾祛湿。

总之，类风湿性关节炎起因是人体正气不足，感受风寒湿热之邪所致，治疗时需依此理。本病的防治偏方秘方有以下几种。

除痹汤

续断30克，鹿角片、当归、秦艽各15克，威灵仙、松节、羌活、桑枝、乌药、防风、延胡索、蚕沙各10克。上药加水煎2次，每次加水500毫升，煎取药汁150毫升。每日1剂，分2次服用，15日为1个疗程。本方补益肝肾，祛风通络，蠲痹止痛，适用于类风湿性关节炎寒热不显著。

续断

独活寄生汤

黄芪30克，党参、白术、千年健、金刚刺、鸡血藤各10克，当归15克，白芍、杜仲、桑寄生、牛膝、防风各6克，独活9克。水煎取药汁。每日1剂，分2次服用。本方补气血，养肝肾，蠲痹通络，适用于类风湿性关节炎寒湿证。

乌头汤加味方

草乌、川乌各15克，黄芪30克，麻黄、芍药、防己、甘草各10克，鸡血藤、伸筋草各20克。取上药每次加水500毫升，煎取药汁2次，将两煎混合；草乌、川乌先煎煮1～2小时。每日1剂，分2次服用。本方温经散寒，祛风除湿，适用于类风湿性关节炎寒湿证。

草乌　　　川乌　　　黄芪

麻黄　　　芍药　　　防己

独活寄生汤

独活、杜仲、牛膝、秦艽、防风、川芎、当归、芍药各10克，细辛、甘草各3克，肉桂5克，桑寄生、干地黄各15克，党

甘草　　　鸡血藤　　　伸筋草

参30克，茯苓12克。上药加水煎2次，每次加水500毫升，混合两煎所得药汁备用。每日1剂，分2次服用，30日为1个疗程。本方滋补肝肾，益气养血，佐以祛风散寒，用于类风湿性关节炎肝肾两虚证。

加味身痛逐瘀汤

秦艽、地龙、牛膝各12克，羌活、红花、桃仁、川芎、当归、五灵脂、没药、香附、蜂房各10克，鸡血藤30克。取上药每次加水500毫升，煎取药汁2次，将两煎混合。每日1剂，分2次服用，30日为1个疗程。本方祛风除湿，活血化瘀，通络止痛，适用于类风湿性关节炎风湿热证。

桃红饮

当归、桃仁、川芎、威灵仙各15克，红花、熟地黄、制僵蚕、露蜂房、地龙、路路通各10克，赤芍、制南星、白芥子各

秦艽

6克。水煎取药汁。每日1剂，分2次服用。本方化痰祛瘀，搜风通络，适用于类风湿性关节炎寒湿证。

拔脓散外敷方

生川乌、生草乌、生南星、生半夏、荜拨各7.5克，蟾酥3克，胡椒25克。取上药共研细末。治疗时，取高度白酒与药粉调成药饼，直径1厘米，厚0.3厘米，每次取1～5个穴位（压痛点），放上药饼，加医用胶布固定，24小时后揭开药饼可看见脓液；用棉签挤压出脓液，涂上万花油，用胶布固定，2～3日后出脓处干涸，5～7日结痂脱落，间隔10日后可再次敷药。本方温经散寒，祛风除湿，适用于类风湿性关节炎寒湿证。

川乌

芪杞土茯苓汤

黄芪、枸杞子、土茯苓、萆薢、白花蛇舌草、当归、薏苡仁各30克，蒲公英、丹参、紫花地丁各20克，黄柏15克，生地黄10克。上药加水煎2次，每次加水500毫升，煎取药汁150毫升，将两煎所得药液混合。每日1剂，分2次服用。本方扶正祛邪，清化瘀热，降泄浊毒，适用于类风湿性关节炎风寒湿证、瘀热浊毒证。

薏苡仁乌头汤

薏苡仁30克，羌活、独活、炙麻黄、苍术、威灵仙、川芎各10克，制川乌、松节各6克，老鹳草15克。水煎取药汁。每日1剂，分2次服用。本方祛风散寒，除湿通络，适用于类风湿性关节炎寒湿证。

养生知识

物理按摩有助于类风湿性关节炎的治疗

类风湿性关节炎患者在疾病发作期，最好请一些专业的按摩师进行物理按摩。物理按摩虽然不能根治类风湿性关节炎，但可增强患者的肌力，改善血液循环，扩大关节活动范围。按摩方法一定要恰当，否则容易引起不良后果。

另外，类风湿性关节炎患者在一年四季都应注意防寒、防潮、保暖，可以采用不同护具来保护关节。

第五章

感觉器官疾病的防治偏方秘方

皮肤瘙痒

皮肤瘙痒是指全身皮肤瘙痒难忍，人不由自主地用手指搔抓，致使皮肤出现明显抓痕，甚至皮肤被抓破，产生血痂，但不起风团。瘙痒发病是有一定时间规律的，从季节来讲，秋冬季发病率高于春秋季；从时间上来讲，一般昼轻夜重，夜间发作时使人难以入睡，严重影响睡眠。

老年人是皮肤瘙痒症的高发人群，故又称老年性皮肤瘙痒症。对皮肤瘙痒，西医和中医有着各自的认识。西医认为，老年人腺体器官萎缩，腺体功能减退，腺液分泌量减少，故而皮肤干燥、粗糙，瘙痒产生。

中医学则把皮肤瘙痒症称为"痒风"，认为此症是老年人肝肾不足、肾阴亏虚而导致血虚，血虚致血燥，血燥则血液无法充分营养肌肤，加之风邪乘虚而入，于是产生了皮肤瘙痒。

治疗皮肤瘙痒症，中医有四个基本原则，即滋补肾阴、养血润燥、祛风除湿、行血通络。常用的防治皮肤瘙痒偏方秘方有以下几种。

丹蝉土地饮

土茯苓30克，熟地黄、丹参、地肤子、生地黄各20克，牡丹皮15克，土鳖虫、蝉蜕、僵蚕各10克。上述诸药加水以小火浓煎2次，每次煎取药液250毫升，两次煎液混合共得500毫升。每日1剂，每剂分3次服，每次服食间隔4小时。本方滋阴养血，凉血润燥，祛风除湿，清热解毒，适用于老年性皮肤瘙痒，症见全身瘙痒、不起风团、昼轻夜重。

土茯苓　熟地黄　丹参

地肤子　生地黄　丹皮

土鳖虫　蝉蜕　僵蚕

四地饮

地肤子、生地黄、熟地黄、地龙、当归、丹参各20克，乌梢蛇25克，白鲜皮、白芍、赤芍各15克，蝉蜕8克，甘草5克。上述诸药加水以小火浓煎2次，每次煎取药液250毫升，两次煎液混合共得500毫升。每日1剂，分3次服食，每次服食间隔4小时。本方滋阴养血，祛风除湿，活血通络，适用于全身皮肤瘙痒，症见痒无定处、昼轻夜重。

润肤饮

熟地黄、白鲜皮、生龙骨、生牡蛎、珍珠母、灵磁石各30克，何首乌、白芍、玄参、鸡血藤、蒺藜各15克，当归、黄精、僵蚕各10克，生甘草6克。上药水煎取汁200毫升。每日1剂，分早晚2次温服。本方养血息风，滋阴润燥，适用于老年皮肤瘙痒症。

止痒息风汤

生地黄30克，玄参、当归、煅龙牡、丹参各9克，炙甘草6克。水煎取药汁。每日1剂，分2次服用。本方息风止痒，养血润燥，适用于皮肤瘙痒症。

| 生地黄 | 玄参 | 当归 | 煅龙牡 | 丹参 | 炙甘草 |

祛风止痒汤

蝉蜕、徐长卿、生地黄各15克，大枣10枚。上药加水煎2次，混合两煎所得药汁，备服。每日1剂，分2~3次服用。本方止痒息风，适用于老年性皮肤瘙痒。

养生知识

皮肤瘙痒的季节性

夏季，人的皮肤会分泌出大量的汗液和皮脂，皮肤常处于潮湿状态，瘙痒不太容易发生。相反，春、秋、冬三季，因为皮肤分泌的汗液减少，加之空气干燥、气温偏低、风力较大等外界环境因素，易发生皮肤瘙痒。另外，冬、春两季，大气中漂浮着尘埃、花粉、煤灰等粒子，它们都是带电体，与皮肤接触后也易引发瘙痒。

一些人会发现，夜间往往瘙痒发作较厉害，是为什么呢？这与人们穿衣及活动有关。白天，人们经过一系列的运动后，内衣和皮肤间积累了大量静电荷，晚上脱衣睡觉时，便出现静电放电现象。皮肤细胞受静电电场的刺激，会感不适而出现高度瘙痒。为了减少夜间皮肤瘙痒程度，人们可以选择穿棉织品或软的内衣，适量擦些护肤品等。

脂溢性皮炎

脂溢性皮炎是一种皮肤炎症，多发生于头皮、眼睑、鼻等皮脂腺丰富的部位。主要症状为头皮糠状脱屑或头、面等部位出现红色或黄色的斑片，表皮覆有油脂性鳞屑或痂皮，严重时可渗出液体；自觉瘙痒，人会抓搔痒处来止痒。

中医将脂溢性皮炎归属于"白屑风"范畴，认为是血燥、复感风热、郁久化燥、肌肤失去濡养所致。另外，此病还与过食辛辣、肥腻等食物，脾胃运化失常，湿热积于皮层有关。常见的防治偏方秘方有以下几种。

苦参菊鲜洗方

苦参、白鲜皮、野菊花各30克，硫黄10克。上药水煎取汁。以药汁温洗皮损处。本方解毒止痒，适用于脂溢性皮炎。

透骨草洗方

透骨草、侧柏叶各120克，皂角60克，明矾9克。上药加水2000毫升，沸煮10分钟，晾温后备用。以药汁温洗皮损处，洗浴15分钟，每周洗2次。本方除脂止痒，适用于脂溢性皮炎。

透骨草

苍耳子王不留行洗方

苍耳子、王不留行各15克，苦参13克，明矾8克。上药加水1500毫升，煎沸后去渣取汁，备用。以药汁洗皮损处，每次15分钟，每日1剂，可洗2次，间隔3日再用1剂。本方解毒止痒，适用于脂溢性皮炎。

白鲜皮生地酒

白鲜皮15克，鲜生地黄30克，白酒150毫升。将白鲜皮、生地黄浸泡入白酒内，5日后去渣取汁，备用。以药汁擦洗头部。本方清热燥湿，祛风解毒，适用于脂溢性皮炎炎症。

白鲜皮

地黄

白酒

接触性皮炎

接触性皮炎是因为皮肤、黏膜接触刺激物或致敏物后，在接触部位所发生的急性或慢性皮炎。能引起接触性皮炎的物质很多，有原发性刺激物和致敏物。有些在低浓度时为致敏物，但浓度增高时，则具有毒性和刺激性。它们的来源可分为动物性、植物性和化学性三大类。中医学根据接触物的不同，将其命名为"马桶癣""漆疮""膏药风""粉花疮"等，治疗时宜疏风解毒、清热除湿。本病的防治偏方秘方有以下几种。

银花藤公英汤

金银花藤、蒲公英各15克，蜂房、薄荷（后下）、地龙各9克，桔梗、甘草各6克。水煎取药汁。口服，每服1剂。本方疏风止痒，清热解毒，适用于接触性皮炎。

荆芥防风白鲜皮汤

荆芥、防风各10克，白鲜皮12克，生地黄20克，金银花、蒲公英各30克，连翘15克，首乌藤20克，蝉蜕9克，甘草6克。水煎取药汁。每日1剂，分3次服用，3日为1个疗程。本方清热凉血解毒，适用于染发剂致接触性皮炎。

知柏连翘石膏汤

生石膏12克，连翘、玄参各9克，黄连3克，知母、黄柏、蝉蜕各6克。水煎取药汁。口服，每服1剂。本方清热解毒，疏风凉血，适用于漆等接触性皮炎。

山楂百合沙参饮

山楂、百合、沙参各9克。取上药水煎服。代茶饮。本品活血化瘀，清热消肿，清心安神，适用于风盛血燥型接触性皮炎。

山楂　　　　百合　　　　沙参

大黄芒硝饮

生大黄8～12克，芒硝6～9克。以大火煎大黄5～10分钟，取500毫升滤液，加芒硝，溶解。每日分3～6次口服。本品泻火解毒，适用于接触性皮炎。

白鲜皮银翘饮

白鲜皮、滑石、金银花各15克，大豆黄卷、生薏苡仁、连翘、土茯苓各12克，牡丹皮、紫花地丁各9克，木通、栀子、生甘草各6克。水煎取药汁。口服，每服1剂。本方除湿利水，清热解毒，适用于急性接触性皮炎。

生地丹皮黄芩汤

生地黄、牡丹皮、黄芩各20克，黄柏、甘草各15克，白鲜皮、金银花、防风、土茯苓各30克。水煎取药汁。分3次服用，每日1剂。本方清热解毒，除湿止痒，适用于接触性皮炎等。

生地黄　　　牡丹皮　　　黄芩

黄柏　　　甘草　　　白鲜皮

金银花　　　防风　　　土茯苓

养生知识

夏季染发诱发皮炎

染发成为大多数女性生活中的一部分，也有不少人发现，夏季染发时很容易发生皮炎，这究竟是为什么呢？一是染发剂多有化学成分，染发过程中难免会伤到皮肤。二是夏季天气炎热，人体出汗较多，头皮毛孔是张开的，染发剂中的化学成分更易通过皮肤被人体吸收；三是头部流出的汗液中有大量的代谢物，它们为细菌滋生、繁殖提供了便利条件。各种因素综合到一起，夏季染发时易发生头皮瘙痒、红肿等问题也就可以理解了。

为了安全起见，染发时，最好先用染发剂做皮肤试验。方法：染发前24～48小时，将染发剂涂抹在耳后皮肤上，看有无过敏反应。另外，染发后，应彻底地清洗头皮，把未渗入头发的化学残留物洗掉。

甘草

神经性皮炎

神经性皮炎又名慢性单纯性苔藓，是一种以阵发性剧痒和皮肤苔藓样变为特征的慢性炎症性皮肤病。一般认为本病的发生可能系大脑皮质抑制和兴奋功能紊乱所致，精神紧张、焦虑、抑郁、局部刺激（如摩擦、多汗）以及消化不良、饮酒、进食辛辣等均可诱发或加重本病。

本病多见于成年人。好发于颈侧、项部、背部、肘部、膝部、股内侧、会阴、阴囊等处。初起时为局部皮肤瘙痒，无皮疹。以后因为搔抓或摩擦，局部出现苔藓样变。患处皮肤干燥，浸润肥厚，表面可有抓伤、血痂及轻度色素沉着。皮疹若局限在某一部位，称局限性神经性皮炎；皮疹若广泛分布至全身，称播散性神经性皮炎。患者要保持心情舒畅，解除精神过度紧张，生活有规律，忌食辛辣刺激食物，禁饮烈酒及浓茶、咖啡等，保持大便通畅，禁用热水及肥皂洗烫，避免日晒，避免搔抓及摩擦止痒。本病治疗时宜舒肝清热、疏风止痒。本病的防治偏方秘方有以下几种。

养血祛风饮

当归、丹参、白芍、生地黄各15克，秦艽、苦参、苍耳子各10克，黄芩、栀子、白鲜皮各12克，甘草6克。水煎取药汁。每日1剂，分2次服用。本品养血，祛风，止痒，适用于泛发性神经性皮炎。

黄芩

皮癣膏

黄柏、轻粉各25克，白芷5克，煅石膏、蛤粉、五倍子各30克，硫黄、雄黄、铜绿、章丹各15克，枯矾、胆矾各6克，凡士林500克。上药（凡士林除外）研成细末，加凡士林调和成膏。取适量药膏搽涂患处，每日1～2次。本品消炎止痒，适用于神经性皮炎、脂溢性皮炎。

白鲜皮饮

白鲜皮15～30克，黄芩、防风、荆芥、蝉蜕、苍术、当归各9克，赤芍、丹参各15克，甘草6克。水煎取药汁200毫升。每日1剂，分2次服用。本品清热祛风，凉血活血，适用于神经性皮炎。

斑蝥

白狼毒

生半夏

斑蝥散

斑蝥、白狼毒、生半夏各10克。上药分别研成细末，备用。用时，以10%稀盐酸调和成糊状，外涂患处，每日3～4次，至患处产生水疱后停药。本品攻毒蚀疮，发疱破血，散结，适用于神经性皮炎，属湿热结聚证。

新克银煎

雷公藤、鸡血藤、大血藤、黄芪、黄精各20克。水煎取药汁。每日1剂，分2次服用。本品凉血清热，祛风止痒，适用于泛发性神经性皮炎。

雷公藤

加减丹栀逍遥散

柴胡、栀子、龙胆草、牡丹皮、赤芍、白芍各10克，何首乌30克，生地黄、当归、钩藤各15克。水煎取药汁200毫升。每日1剂，分2次服用。本方疏肝理气，清肝泻火，适用于神经性皮炎。

龙蛇消痒汤

地龙、乌梢蛇、当归、苦参各15克，蒺藜、冬凌草、生地黄、制何首乌、焦山楂各30克，川芎、红花、苍术各10克，黄芩20克。水煎取药汁。每日1剂，分2次服用。本方凉血解毒，祛风止痒，适用于神经性皮炎。

潜阳熄风方

生地黄、磁石、代赭石、生龙牡、熟地黄各15克，当归、白芍、何首乌各9克，紫贝齿、珍珠母各30克。水煎取药汁。口服，每日1剂。本方潜阳息风，止痒消炎，适用于泛发性神经性皮炎。

五皮止痒饮

梓白皮、榆白皮、白鲜皮、木槿皮、海桐皮、生地黄、熟地黄各15克，当归、赤芍、地肤子、蛇床子各9克，苦参、何首乌各10克，甘草5克，红花6克。上药加水煎2次，混合两煎所得药汁；药渣留用。每日1剂，分2次服用；药渣以适量水煎煮，于每晚睡前洗浴患处。本品消炎止痒，逐风凉血，适用于神经性皮炎，属血热风盛证。

梓树

养生知识

神经性皮炎日常注意事项

神经性皮炎发病与自主神经功能紊乱有关，过度紧张、兴奋、忧郁、焦虑等皆是诱因。局部刺激、衣领的摩擦、过敏体质、进食刺激性食物等，可能引发神经性皮炎。所以，日常生活中应注意以下几点。

一是不吃刺激、辛辣的食物，忌饮酒、喝浓茶，有胃肠道功能失调者，更应纠正；二是保持良好心情，待人接物时的态度要随和，克服烦躁易怒、焦虑不安、失眠等不良精神因素；三是尽量避免搔抓患处，忌用热水及肥皂洗擦，如果瘙痒难忍，可用冷水洗一下，或者立即擦药；四是坚持用药，即使皮损处不痒了，也勿自行停止用药。

水痘

水痘是指由水痘病毒引起的以皮肤黏膜分批出现丘疹和疱疹为特征的急性传染病，病后多有终身免疫力，小儿常见，但成人以前未得过此病的，若与水痘患者直接接触也可感染此病。水痘病毒依靠直接接触和飞沫传染。此病传染性很强，常易造成流行病。以发热、皮肤及黏膜分批出现斑疹、丘疹、疱疹、痂盖为特征。1～6岁小儿患病较多。中医学认为，水痘是因为外感时邪病毒，内有湿热蕴郁所致。临症可酌选中草药方进行预防和治疗。本病常见的防治偏方秘方有以下几种。

清热解毒汤

生地黄、黄连各3克，牛蒡子8克，荆芥、牡丹皮、紫草、连翘各10克，薄荷、木通各5克，淡竹叶6克。（此为6～10岁小儿用量，可根据年龄增减）上药用水煎取浓汁120毫升，加糖调味。每日1剂，分2次服用，5日为1个疗程。本方透表凉营，解毒渗湿，适用于重症水痘。

加味三仁汤

杏仁5克，白豆蔻、厚朴、法半夏、白通草、淡竹叶各4克，滑石、生薏苡仁各6克。水煎取药汁。每日1剂，分2次服用。本方清热利湿，适用于水痘。

黄连

大黄全蝎蛋清膏

大黄、全蝎、防风、石膏、青黛各等量，鸡蛋清适量。用以上前5味共研细末，加入鸡蛋清调和成膏状，备用。敷于脐部，然后用消毒纱布覆盖，再用胶布固定，每日换药2次。本方清热泻火，解毒祛风，适用于小儿水痘，症见发热不恶寒、面赤唇红、口臭、尿黄便秘。

大黄　　　全蝎　　　防风

石膏　　　青黛　　　鸡蛋

大黄

养生知识

小儿战"痘"护理

小儿易患水痘，一旦确认患了此病，一定要在家隔离，直至水痘结痂。居室一定要通风，小儿的衣服要宽大、柔软，这样才不会刮破小儿皮肤上的疱疹。小儿穿衣服也不要太多，太多会捂出汗，而汗液易引起皮肤瘙痒，致使小儿用手抓挠，增加皮肤感染的概率。水痘伴有皮肤瘙痒，为了防止小儿抓破皮疹导致皮肤感染，家长一定要剪短小儿的指甲，让小儿双手保持清洁。如果小儿出现高热不退、咳嗽或呕吐、烦躁不安、嗜睡等症状，应立即就医，以防引起肺炎、脑炎等并发症。

饮食上也有讲究。小儿的食物以清淡为主，多让小儿休息，多喝水和果汁。忌食一些姜、辣椒等刺激性食品，忌吃燥热、滋补性食物。

痤疮

痤疮，俗称粉刺，是一种毛囊、皮脂腺的慢性炎症，好发于面部、前胸及背部，可形成黑头粉刺，丘疹、脓疱、结节、囊肿等为特点的损害。多见于青年男女。至今，对于痤疮的发病机制尚未完全明了。不过，有一点是可以明确的，即雄性激素在痤疮的发病过程中起着重要的支配作用，如皮脂的瘀积，毛囊内细菌、螨虫等微生物感染，内分泌因素等等，都是诱发痤疮的重要因素。另外，痤疮的发病还与人们的生活、饮食、居住环境等有关，嗜食甜食，患痤疮的概率会明显提高；居住在气候闷热潮湿的环境，也使痤疮高发；精神紧张、使用化妆品以及使用某些药物等，也可导致痤疮出现。最让人担心的是痤疮在消失后，往往形成瘢痕疙瘩，影响人的容貌美观。

中医学对痤疮有着很长时间的研究，形成一套自己的观点。中医学认为，素体血热偏盛，是痤疮发病的根本原因；饮食不节，外邪侵袭是致病的外在因素；血郁痰结，则导致病情复杂加重。治疗痤疮，应辨证施治。本病的防治偏方秘方有以下几种。

硝丑饮

芒硝、白丑、大黄各30克，黄芩、黄连、浙贝母、天花粉、白芷、桔梗各20克。上药共研成粗末，备用。每次取药末15～30克，以沸水冲服，每日2次，连服5日为1个疗程。本方清泻心肺，散结消肿，适用于痤疮。

芒硝　　白丑　　大黄

黄芩　　黄连　　浙贝母

平痤汤

金银花、白花蛇舌草各20克，川芎、苍术、合欢皮、僵蚕各10克，丹参、赤芍、山楂、大贝、玄参、炒山栀各12克，

天花粉　　白芷　　桔梗

夏枯草15克。上药加水煎2次，混合两煎所得药汁，药渣留用。口服药汁，每日1剂，早晚分服；药渣煮水取汁，趁温热外敷患处，每次15分钟；15剂为1个疗程。本方清热解毒，活血化瘀，祛湿散结，适用于痤疮。

五黄汤

黄连、黄芩、黄柏、栀子、桑叶各10克，大黄10～15克，连翘、牡丹皮各

12克，桑白皮、丹参、赤芍各15克，生甘草6克。上药用水浸泡30分钟，然后煎30分钟，取药汁；再加水煎，再取药汁，混合两煎所得药汁，备用。每日1剂，早晚分服；大便溏薄者，大黄适当减量。本方清热凉血止痛，活血祛瘀生新，适用于痤疮。

面膜消痤方

金银花、零陵香花、薄荷各10克，紫草、绞股蓝各12克，白芷、大黄、桃花、赤芍、黄柏各6克，白及、牡丹皮各3克，连翘9克。上药研成细末，备用。先清洗面部痤疮，然后将药末加凉开水调成糊状，均匀地涂抹于面部，20～30分钟后洗掉，每周2～3次，6次为1个疗程。本方清热解毒，活血化瘀，适用于痤疮。

外敷消痤法

桃仁、白芷各10克，赤芍、当归各15克，白及20克，川柏8克，鸡蛋清适量。上述6味中药共研细末，备用。用鸡蛋清调匀药末，搽涂在患处，早晚各1次。如果患处有小米或米粒样白色脂栓出现，加大黄10克。本方清热燥湿，凉血活血，适用于痤疮。

白芷

养生知识

痤疮患者需忌口

患有痤疮的人，有些食物是不能随便入口的，否则会导致痤疮加重。

第一类不能吃的是辛辣食物，这些食物性热，食后容易升火，致痤疮恶化。

第二类是补品。补品也多为热性，进入人体后使人内热加重，更易诱发痤疮。

第三类是高脂类食物。高脂类食物如猪油、奶油、肥肉、鸡蛋等，能产生大量热能，使内热加重，使痤疮皮损症状更加严重。

第四类是腥发。腥发之物包括海产品，如海虾、海蟹、带鱼等，以及肉类中的羊肉、狗肉等，这些东西入口，常可引起过敏而导致痤疮病情加重，越发难以治愈。

第五类是高糖食物。高糖食品被人体吸收后，会加快新陈代谢，促使皮脂腺分泌增多，从而使痤疮连续不断地出现。白糖、红糖、冰糖、葡萄糖、巧克力、冰淇淋等食物，都属于高糖食物，应忌食。

黄褐斑

黄褐斑俗称"蝴蝶斑"，为边界不清楚的褐色或黑色的斑片，主要发生在面部，以颧部、颊部、鼻、前额、颏部为主，多为对称性。

许多原因导致了黄褐斑的出现。妇女怀孕后，体内激素发生变化，黄体酮和雌激素分泌旺盛，引起面部皮肤色素沉着，出现黄褐斑；长期在野外工作、过多的阳光照射，也会诱发黄褐斑；肝炎晚期、肝癌、肝硬化、肝功能差的患者，皮肤变黑、发黄，也会形成黄褐斑；少女子宫、卵巢等功能失调，会使体内的黑色素沉着于皮肤内，形成黄褐斑；长期服用氯丙嗪、苯妥英钠等药物，也会导致黄褐斑的出现等等。

中医认为，黄褐斑多与人体情志不遂、气血失和、肝气郁结有关。本病的防治偏方秘方有以下几种。

七草汤

夏枯草6～15克，益母草10～30克，白花蛇舌草15～60克，旱莲草15～30克，谷精草、豨莶草各10～15克，紫草6～12克。上药加水煎2次，混合两煎所得药汁，备用。每日1剂，分服，1个月为1个疗程。本方清肝养阴，凉血活血，适用于黄褐斑。

退斑汤

生地黄、熟地黄、当归各12克，柴胡、香附、茯苓、川芎、白僵蚕、白术、白芷各9克，白鲜皮15克，白附子、甘草各6克。水煎取药汁。每日1剂，分3次服用。本方疏肝解郁，养血健脾，适用于肝郁化火导致的黄褐斑。

消斑汤

珍珠母30克，鸡血藤、青葙子各21克，茵陈、丹参各15克，浙贝母、杭白菊、茯苓各12克，红花、杭白芍各9克。上药加水煎2次，混合两煎所得药汁，备用。每日1剂，早晚分服，2个月为1个疗程。本方活血化瘀，清肝利湿，适用于黄褐斑。

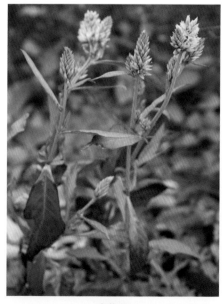

青葙子

阳虚黄褐斑方

制附片、淫羊藿、熟地黄各9克，仙茅、桃仁、红花各6克，冬瓜仁、生薏苡仁各30克，党参、茯苓各12克，白附子、蔓荆子、细辛各3克。水煎取药汁。每日1剂，分3次服用。本方补阳祛斑，适用于肾阳虚导致的黄褐斑。

丹栀龙胆逍遥汤

柴胡、当归、白芍、茯苓、白术、薄荷、牡丹皮各9克，龙胆草、甘草各6克，生姜3克。水煎取药汁。每日1剂，每日服2次。本方疏肝扶脾，清热凉血，适用于肝脾不和、火燥郁滞导致的黄褐斑。

薄荷

养生知识

黄褐斑的日常护理

黄褐斑的日常护理很重要，主要包括以下几点。

首先，保持乐观的心态。压力过大，是造成人脸上长黄褐斑的主要原因。所以，应注意精神方面的调理，保护良好情绪，适当运动，乐观面对生活。

其次，多食新鲜果蔬。果蔬中含有大量的维生素，可营养肌肤，宜多食。

再次，勿在阳光下暴晒。长时间在阳光下暴晒，是诱发脸上长黄褐斑的原因之一，所以外出时，要做好防晒工作。

最后，调整好内分泌问题。内分泌出现问题，多引发黄褐斑。特别是女性，应注重补气养血，祛除瘀积在体内的毒素。

单纯疱疹

单纯疱疹是由单纯疱疹病毒所引起的一种常见皮肤病，本病好发于皮肤黏膜交界处，如口唇边缘、鼻孔周围、外生殖器等，以局限性、簇集性水疱为主要表现。本病患者应锻炼身体，增强抗病能力，避免搔抓；发生于生殖器部位多与性生活有关，应洁身自爱。本病的防治偏方秘方有以下几种。

辛夷黄芩栀子汤

辛夷、黄芩、栀子、麦冬、百合、石膏、知母、甘草、枇杷叶、升麻各10克。水煎取药汁。口服，每服1剂。本方疏风清肺，适用于单纯疱疹。

大青叶板蓝根饮

大青叶、板蓝根、薏苡仁各30克。水煎取汁。每日1剂，分3次服用；儿童用量酌减。本方清热利湿，解毒，适用于单纯疱疹。

板蓝根马齿苋紫草汤

板蓝根、生薏苡仁、马齿苋、紫草各15克。水煎取药汁。每日1剂，分3次服用。本方抗病毒，适用于单纯疱疹。

桔梗细辛人参汤

桔梗、细辛、人参、甘草、茯苓、天花粉、白术、薄荷各10克。水煎取药汁。口服，每服1剂。本方清热，益气，透毒，适用于单纯疱疹。

桔梗

茯苓

带状疱疹

带状疱疹是由水痘—带状疱疹病毒所致的一种急性皮肤病。常见于腰胁间，蔓延如带，故有"缠腰龙"之称，中医还称之为"缠腰火丹""蛇丹""蛇串疮"。除常见于腰胁间外，还可见于胸部、四肢、颈部、耳、鼻、眼、口腔等。少数严重者可发生带状疱疹性脑膜脑炎以及胃肠道或泌尿道带状疱疹。

本病皮疹出现前常有发热、倦怠、食欲不振及局部皮肤知觉过敏、灼热、针刺样疼痛等症，然后皮肤出现红斑、水疱，簇集成群，互不融合排列成带状。治疗时宜泻火解毒定痛。患者应锻炼身体，增强抗病能力，皮肤保持清洁干燥，防止继发感染，饮食方面，宜食高蛋白、高维生素及易消化食物，忌辛辣刺激之品。

本病的防治偏方秘方有以下几种。

化带解毒汤

马齿苋、大青叶各15克，金银花30克，黄连、苦参、泽泻、黄芩、牡丹皮、柴胡各10克。上药加水煎2次，混合两煎所得药汁。每日1剂，早晚2次分服。本方清热解毒，祛湿止痛，适用于带状疱疹。

止痛汤

当归、丹参、木瓜各15克，鸡血藤、伸筋草各30克，白芍60克，金铃子、延胡索各12克，甘草6克。水煎3次，取药汁。每日1剂，分早中晚服用。本方柔肝缓急，理气活血，通络，解痉，止痛，适用于带状疱疹后遗神经痛。

马齿苋	大青叶	金银花	当归	丹参	木瓜
黄连	苦参	泽泻	鸡血藤	伸筋草	白芍
黄芩	牡丹皮	柴胡	金铃子	延胡索	甘草

加味龙胆泻肝汤

龙胆草、黄芩、栀子、紫草、柴胡、当归、木通、泽泻、车前草各10克，板蓝根、延胡索、生地黄各30克。上药加水煎2次，混合两煎所得药汁。每日1剂，分早晚服用。本方清热利湿，解毒止痛，适用于带状疱疹后遗神经痛。

治带方

龙胆草15克，大黄炭8克，苦参、薏苡仁、乌梢蛇各30克，赤芍10克，金银花、连翘、茯苓各20克，全蝎4克。上药加水煎2次，混合两煎所得药汁。每日1剂，分早晚服。本方泻火燥湿，活血通络，适用于带状疱疹。

败酱　　　　马齿苋　　　　茵陈蒿

清热解毒利湿方

败酱、马齿苋各15克，茵陈蒿、猪苓、鲜仙人掌各10克，金银花、紫草、大黄、木通各5克。上药加水煎2次，混合两煎所得药汁。每日1剂，分早晚服。本方清热利湿，解毒，适用于带状疱疹。

猪苓　　　　鲜仙人掌　　　金银花

丹参　　　　大黄　　　　木通

养生知识

老年人如何预防带状疱疹

老年人是带状疱疹多发人群，在日常生活中，做到以下几点，可起到有效预防作用。

一是坚持适当的户外锻炼，以增强体质，提高抗病能力。

二是做好各种疾病的预防感染，尤其是在冷暖交替季节，应适时增减衣服，避免受寒引起上呼吸道感染；此外，口腔、鼻腔的炎症应积极治疗。只有这样，才能最大限度地掐断带状疱疹的感染源。

三是防止外伤。外伤使人体的抗病能力降低，易导致带状疱疹发病，因此老年人应避免发生外伤。

四是尽量避免接触化学品及毒性药物，以防伤害皮肤。

五是合理膳食，多食豆制品、鱼、蛋、瘦肉等富含蛋白质的食物，多食新鲜的瓜果蔬菜。

湿疹是一种浅层真皮及表皮炎症。诱发湿疹原因很多，常因个体因素和疾病的不同阶段而异，因此不易确定。简单来说，湿疹诱因可分为外因和内因。外因又可分为若干种，如生活环境中的日光、炎热、干燥等，食物中的鱼、虾等，吸入的花粉、尘螨等，各种动物皮毛、皮屑，以及化妆品、肥皂、合成纤维等各种化学物质，它们均能成为湿疹的致病源。

根据病情发展的程度，湿疹可分为急性、亚急性和慢性三个时期。急性和慢性湿疹有明显的特征，亚急性期常是急性期缓解的过程或是向慢性过渡的表现。湿疹治疗的原则是清热健脾利湿，疏风止痒，健脾养血润燥。本病的防治偏方秘方有以下几种。

加味龙胆泻肝汤

龙胆草、黄芩、泽泻各9克，栀子、柴胡各12克，生地黄、车前子、当归各15克，金银花、土茯苓、大胡麻各21克，甘草6克。水煎取药汁。每日1剂，分2次服用，15日为1个疗程。本方清热利湿，养血润燥，适用于湿疹。

加减三仙汤

炒麦芽、炒谷芽、炒神曲各10克，薏苡仁、山药、土茯苓、苍术、防风各5克。水煎取药汁。每日1剂，分2次服用。本方健脾消食，清热除湿，适用于婴儿湿疹。

小麦

黄柏除湿汤

黄柏、牛蒡子各9克，苦参、知母、浮萍各5克，泽泻、防风、荆芥、甘草各10克，苍术15克，土茯苓30克。水煎取药汁。每日1剂，分2次服用。本方清热利湿，祛风燥湿，适用于急性、亚急性湿疹。

野菊花洗剂

野菊花全草250克，陈石灰粉100克。把草药切碎置铝锅中，加水2000毫升，小火煎至800毫升，过滤取汤汁。用药汁趁热熏洗患处15分钟，然后用陈石灰粉扑之。每日1剂，分2次用。本方清热解毒，适用于湿疹。

加减除湿胃苓汤

苍术、白术、厚朴、陈皮、茯苓、猪苓、泽泻、赤芍、苦参各10克，丹参、白鲜皮各15克，黄柏6克。水煎取药汁。每日1剂，分2次服用。本方健脾除湿，适用于亚急性湿疹。

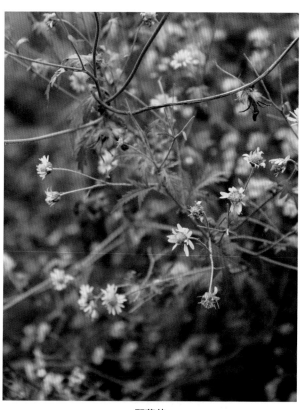

野菊花

养生知识

湿疹快速止痒方法

湿疹奇痒难忍，患者会忍不住抓挠，可抓挠很容易造成皮肤感染。那么该如何止痒呢？瘙痒难耐时，可以适当地用手拍击皮疹处，但不要用力过猛，这样可以起到止痒的作用。

还可以试试擦香蕉皮的方法。香蕉内皮含的蕉皮素，具有抑制真菌、细菌生长繁殖以及止痒的作用，对湿疹、手癣、体癣等引起的皮肤瘙痒症均有效。用香蕉内皮轻擦皮损处，或者贴敷到皮损处，能快速止痒。

荨麻疹

荨麻疹是一种常见的过敏性皮肤病，以时隐时现大小不等的风团为特征。常见的病因有食物、药物、感染、动物及植物因素，物理及化学因素，内脏和全身疾病及情绪紧张等。一般多发生于过敏体质者。主要表现为皮肤突然出现风团，形状大小不一，颜色为红色或白色，迅速发生，消退亦快，也可一日发作多次，有剧烈的瘙痒。患者饮食上应忌食鱼、虾等易致敏的蛋白质食物及辛辣刺激之品，忌饮酒、浓茶、咖啡等，避免皮毛、化纤织物直接接触皮肤，避免搔抓止痒。本病相当于中医学"瘾疹"等范畴，治疗时宜疏风止痒。本病的防治偏方秘方有以下几种。

祛风通泻汤

荆芥、防风、栀子、地骨皮、白鲜皮各10克，葛根、淡竹叶、蝉蜕、苦参各12克，大黄（后下）、甘草各6克。将上述药物（除大黄外）投入砂锅，加适量冷水煎开后再以小火煎10分钟，放入大黄，然后再煎5～10分钟；倒出滤出药液后复煎1次。早晚分2次温服，小儿酌减。本方祛风，清热，通利，适用于荨麻疹。

荆芥

阳和汤

熟地黄30克，麻黄、肉桂各5～10克，黑芝麻20克，当归、蝉蜕、甘草、鹿角胶各10克，白芥子10～15克，苦参、防风各10～30克，荆芥10～20克。水煎取药汁200毫升。每日1剂，分早晚2次服用，7日为1个疗程，治疗1～4个疗程。本方养血补血，温经散寒，祛风止痒，适用于慢性荨麻疹。

多皮饮

黄芪30克，扁豆皮、五加皮、牡丹皮、地骨皮、大腹皮、防风、浮萍各10克，白鲜皮、茯苓皮各15克，干姜皮、桑白皮各15克，当归6克。水煎取药汁200毫升。每日1剂，分早晚2次服用，2周为1个疗程。本方疏风散寒，除湿清热，适用于慢性荨麻疹。

当归饮子桂枝汤

桂枝、白芍各10克，生姜3片，甘草5克，大枣、蝉蜕各6克，防风9克，黄芪15克，白鲜皮12克。水煎取药汁300毫升。每日1剂，分早中晚3次服用，10日为1个疗程。本品调和营卫，祛风止痒，适用于慢性荨麻疹。

麻黄 杏仁 黄芩

川芎 连翘 薤白

丹参 甘草 射干

全蝎蛋

全蝎1只，鸡蛋1个。在鸡蛋顶部开一小孔，将全蝎洗净塞入，小孔向上，放入容器内蒸熟。弃蝎食蛋，每日2次，5日为1个疗程。本方疏风止痒，适用于慢性荨麻疹。

艾叶酒剂

生艾叶10克，白酒100毫升。用上药共煎至药酒50毫升。顿服，每日1次，连服3日。本方祛风散寒，调和营卫，适用于风寒型荨麻疹，症见风块色淡，受凉则发，舌苔淡白。

养生知识

预治荨麻疹小窍门

一些人容易长荨麻疹，甚至在吃了鱼、蛋、肉后都会发病。遇见此种情况，应该可多吃些生的蔬菜、海藻类。如果想立即止痒，可以把龙虾烧成灰状，抹到身上；把洋葱对半切开，切口按在患部，慢慢地擦，也能起到止痒的作用。

荨麻疹重在预防，研究发现，每日吃2～3个梅干，就可起到预防荨麻疹的发生，就算长出来也不会太严重。

预防荨麻疹发病，锻炼皮肤抗过敏能力也十分重要。方法是用水冲皮肤，或用冷水摩擦皮肤。这种方法对小儿特别适用。

艾

扁平疣

扁平疣是一种疣病毒通过接触传染和自我接种引起的皮肤病。扁平疣多发于青年人面部、手背部，大都骤然发生为浅褐色或正常肤色，约如针尖至米粒大小，表面光滑、界限清楚，损害常为多个，散在或密集，一般无自觉症状或有微痒，可自愈，亦可复发。本病治疗时宜散风平肝、清热解毒。本病的防治偏方秘方有以下几种。

克疣汤

白花蛇舌草、马齿苋、生薏苡仁、板蓝根各30克，土茯苓、牡蛎（先煎）各20克，夏枯草、木贼、紫草各12克，红花、生甘草各6克，赤芍10克。水煎取药汁。每日1剂，分早晚2次服用。本方利湿清热解毒，活血软坚散结，适用于扁平疣。

马齿苋汤

鲜马齿苋300克（干品100克）。水煎取药汁。每日1剂，早晚温服，连服6剂为1个疗程；马齿苋渣外敷患处，每日4～6次，每次10～15分钟。本方解毒消疣，适用于扁平疣。

磁石　　　生牡蛎　　　紫贝齿

赤芍　　　川芎

消疣汤

磁石、生牡蛎、紫贝齿各30克，鸡苏散18克，赤芍15克，川芎9克。水煎取药汁。每日1剂，水煎服，10日为1个疗程，最长服3个疗程。本方活血解毒，镇肝潜阳，适用于扁平疣。

红花　　　紫草　　　穿山甲

红花饮

红花10克。每日1剂，反复泡开水。代茶饮，至无色即可丢去。本方活血消疣，适用于青少年扁平疣。

马齿苋　　　木贼草　　　薏苡仁

消疣散

板蓝根30克，桑叶、当归、白芍、晚蚕沙、补骨脂各10克，紫草、熟地黄各12克，大青叶15克，生薏苡仁20克。水煎取药汁。口服，每日1剂，2周为1个疗程。本方疏风解毒，调气活血，适用于扁平疣。

薏苡仁白糖饮

薏苡仁50克，白糖少许。将薏苡仁煮至刚裂开，加入白糖。将薏苡仁与水同时服下，每日1剂；儿童酌情减量。本方解毒消疣，适用于扁平疣。

扁平疣方

红花6克，鸡内金1个。用开水冲泡红花，内服，并用鲜鸡内金反复外擦皮损处5～10分钟。若为干鸡内金，可用温水泡软后使用，1个月为1个疗程，可连续2～3个疗程。本方活血消疣，适用于扁平疣。

加味麻杏薏甘汤

麻黄、杏仁各9克，苍术15克，薏苡仁45克，板蓝根20克，甘草3克。上药加水煎2次，混合两煎所得药汁。每日1剂，早晚2次分服，15日为1个疗程。本方解表利湿，清热解毒，适用于扁平疣。

麻黄

杏仁　　苍术

薏苡仁

板蓝根　　甘草

养生知识

扁平疣的注意事项

扁平疣多发于青少年面部，严重影响美观，因此许多人总想除之而后快，想用手把它抓掉。殊不知，这种做法是错误的。因为扁平疣是病毒感染性的疾病，具有传染性，用手把它抓破后，它会顺着抓痕的方向生长，越长越多。正确的方法是不去理会它，尽量减少刺激。

另外，扁平疣使用外用药膏治疗时，需要谨慎。像皮炎平这类外用药膏，属于激素类药物，主要是用来治疗皮炎湿疹类皮肤病的，如果用于治疗扁平疣，不仅收不到什么效果，而且还会抑制皮肤的免疫系统，使疣体短时间内迅速发展。使用外用药物，应选用刺激性小的抗病毒药物。

寻常疣

寻常疣是由人类乳头病毒引起的良性赘生物，临床表现为米粒至豌豆大的角质增生性突起，境界清楚，表面粗糙，显示不规则。本病好发于青少年，多见于手指、手背、足缘等处，皮肤和黏膜的损伤是引起感染的主要原因。更多的人称它为"瘊子"。本病的防治偏方秘方有以下几种。

软坚除疣汤

黄芪40克，当归、红花、山豆根各9克，三棱、莪术、昆布、海藻、山慈姑、香附各15克，生牡蛎30克，穿山甲、重楼各20克，木贼草10克。取上药加水浸泡30分钟，小火煎煮40分钟，取汁。分早晚服。本品清热解毒，活血散结，益气养血，适用于寻常疣。

生三七粉

生三七适量。将生三七研末。每次服用1克，每日3次（儿童酌减），白开水送服，连服3～5日。本品活血消疣，适用于寻常疣。

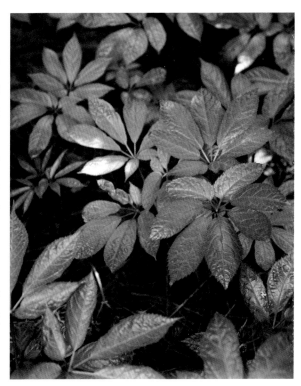

三七

养生知识

星星草籽治瘊子

星星草是一种生长在华北地区的一年生小草。它的种子呈棕红色，能除瘊子。方法是：洗净患处，用消过毒的针把瘊子顶端挑个小坑，然后敷入洗净的星星草籽，再贴上橡皮膏。一个星期后揭开橡皮膏，瘊子即随橡皮膏脱落，永不再发，而且不留瘢痕。

斑秃

斑秃俗称"鬼剃头"，头发在短时间内不明原因地大量脱落，形成边界整齐大小不等的脱发斑。本病可发生在儿童到成年的任何时期，大多时候是一块硬币大小或更大的圆形的脱发斑，严重时会发展蔓延至整个头皮以及身体其他部位，毛发全部脱落。斑秃一般没有其他身体不适，但通常会给患者带来巨大的精神压力。

引起斑秃的原因，至今不明。不过，中医学认为此病与肝肾不足、血热生风、血瘀毛窍有关。本病的防治偏方秘方有以下几种。

四物汤二至丸加减方

生地黄、熟地黄、墨旱莲、桑椹子、制何首乌、黄精、朱茯神各15克，当归、木瓜各9克，磁石30克，砂仁、川芎各6克，白芍12克。水煎取药汁。每日1剂，每日2次。本方补肾荣发，养血宁心，适用于斑秃。

巨胜子方

巨胜子、黑芝麻、桑椹子、川芎、酒当归、甘草各9克，菟丝子、何首乌、白芍各12克，炒白术15克，木瓜6克。水煎取药汁服。每日1剂，每日2次。本方滋阴补血，乌须生发，适用于斑秃。

桑椹

二黄散

硫黄60克，雄黄30克，猪油适量。将硫黄、雄黄共研为细末，以猪油调匀，备用。将药膏外涂患处，涂搽时用力按摩，每日换药1次。本品燥湿祛痰，解毒止痒，适用于斑秃。

柏叶浸剂

鲜侧柏叶32克，75%乙醇100毫升。鲜侧柏叶泡入乙醇中，7日后就可使用。用棉球蘸少许药液，涂搽患处。本方清泄肺热，凉血解毒，适用于斑秃。

加减美髯汤

何首乌、当归各30克，杭白芍12克，鱼鳔胶（烊化）、补骨脂、淡竹叶各9克，菟丝子、枸杞子、牛膝各10克，代赭石6克，连翘心4.5克，炙甘草6克。水煎取药汁。每日1剂，每日3次。本方补养肝血，佐以益肾，适用于斑秃。

加味养血生发汤

生地黄、熟地黄、鸡血藤、何首乌藤、白芍、桑椹各15克，生黄芪30克，天麻、冬虫夏草、木瓜各6克，墨旱莲、川芎各9克。水煎取药汁。每日1剂，每日2次。本方滋补肝肾，养血生发，适用于斑秃。

何首乌

何首乌

当归

杭白芍

养生知识

如何预防斑秃

预防斑秃症，从三点做起：一是保持头发卫生，不用碱性太强的肥皂洗头发，不滥用护发用品。二是饮食要多样化，克服和改正偏食的不良习惯。精血不足的人宜补充一些补精益血的食品，如海参、核桃仁等。三是保持良好心情。心神不宁时，可适当服些具有镇静安神作用的食品，如百合莲子粥、酸枣仁汤等。

雀斑

雀斑是一种具有遗传特性的皮肤色素病变，一般在三五岁出现，面颊部位长出黑褐色斑点，手背、颈、肩等部位也可发生，小如针尖，大如米粒，数目不定，到青春期时加重，随着年龄增长有减淡的趋势。女性发病者多于男性。

研究发现，雀斑受日晒影响会加重。这也就意味着雀斑很难治愈，因为阳光成了它的生长催化剂，而人又不能不晒阳光。

西医治疗雀斑，主要采用的是脱色疗法、腐蚀和破坏疗法等。中医认为雀斑多因先天肾水不足、阴虚火炎、日晒热毒内蕴所致，治疗时以补益肝肾、滋阴降火为原则。本病的防治偏方秘方有以下几种。

凉血消斑汤

黄芩、牡丹皮、菊花、生地黄、甘草、赤芍、丹参、荆芥、金银花、白鲜皮、石膏、防风、淡竹叶各10克。水煎取药汁。每日1剂，分次温服。本品清热凉血，解毒消斑，适用于雀斑。

长春散

甘松、藁本、广陵香、小陵香、藿香、山柰、茅香、白檀香、川芎、白附子、细辛、白芷各60克，皂角适量，白丁香、白及、白蔹各90克，滑石、樟脑各250克，天花粉、楮实子、牵牛子各120克，绿豆200克，面粉500克。上药（樟脑、面粉除外）共研为细末，与面粉拌和均匀，再入樟脑和匀，即成。外用，取适量药散擦面。本品洁面消斑，适用于雀斑。

加减六味汤

生地黄、熟地黄、炒丹皮、巴戟天、山茱萸、甘草各10克，山药30克，茯苓12克，升麻、细辛、白附子各3克。水煎取药汁。每日1剂，分次温服。本品滋肾，消斑，适用于雀斑。

茯苓

养血美容汤

生地黄、当归、北沙参各15克，酒炒白芍、香附、党参、红花、炒白术各10克，茯苓、川芎、广木香各6克。水煎取药汁。每日1剂，分次温服，7日为1个疗程。本品解毒除斑，适用于雀斑。

犀角升麻汤

水牛角60克，防风、升麻、羌活、生地黄各12克，川芎、当归、白附子、白芷、红花、黄芩、知母各10克。水煎取药汁。每日服2次，每日1剂。本品凉血祛风，活血解毒，适用于雀斑。

雀斑汤

丹参、鸡血藤、浮萍各30克，红花、川芎、荆芥穗、生甘草各10克，生地黄20克，连翘15克。水煎取药汁。每日1剂，分3次服用。本品凉血祛痰，清肺祛风，适用于雀斑。

鸡血藤

丹参

浮萍

生地黄

荆芥穗

川芎

七香嫩容散

甘松、炒黑牵牛、白芷、零陵香、栝楼根各60克，茶子、皂角末各120克。上药共研为细末，密封贮存备用，每早晚洗脸后用药粉扑脸。本品祛风解痉，活血通络，适用于雀斑。

红花

甘草

射干

养生知识

治雀斑小妙招

日常生活中，有许多治疗雀斑的小方法。茄子皮有消斑的作用，用干净的茄子皮敷脸，一段时间后，就会惊奇地发现脸上的小斑点不那么明显了。西红柿汁里含有丰富的谷胱甘肽，可抑制黑色素的滋生，所以，经常食用西红柿，可起到除斑的效果。洗脸时，在水中加1汤匙米醋，会减轻色素的沉着。柠檬中含有大量的维生素C、钙、铁、磷等营养成分，常喝柠檬汁，不仅可以美白肌肤，还能把黑色素"赶跑"。

腋 臭

腋臭俗称狐臭，主要症状是腋窝等褶皱部位散发难闻气味，似狐狸肛门排出的气味，故名。腋窝处有大汗腺分布，排出的汗液中往往含有较多的脂肪酸，呈淡黄色，当其浓度达到一定程度，再经细菌的分解，进而产生不饱和脂肪酸，遂发出难闻的气味。腋臭虽然不算什么疾病，但它影响患者的社会生活，严重者可以导致患者心理障碍。本病的防治偏方秘方有以下几种。

青木香散

青木香60克，附子、白灰各30克，矾石15克。上药合研为细末。将药末搽于腋下。本品收敛干燥，杀毒消毒，适用于腋臭。

青木香

复方陀僧散

密陀僧、枯矾各30克，冰片6克。上药研成细末，装入有色玻璃瓶中备用。先用水清洗腋窝，拭干，将药粉涂于局部并揉擦片刻。秋冬不出汗时，每日涂2次，20日为1个疗程。本品敛汗，清毒，除臭，适用于腋臭。

密陀僧

枯矾

冰片

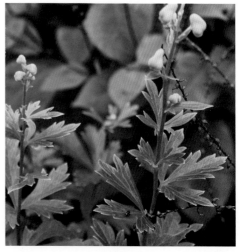
附子

五香散

檀香、木香、沉香、零陵香各9克，麝香1克。上药共研为细末，备用。每次取0.15克，水调为糊，搽涂腋下。每3日1次。本品芳香辟秽，适用于腋臭。

腋臭良方

雄黄、煅石膏各120克，白矾240克。上药合研为细末，用水调成药糊，备用。以手指取适量药糊，搽在腋窝处，每日2次。本方敛汗除臭，适用于腋臭。

雄黄

腋臭散

密陀僧24克，枯矾6克。上药合研成细末。将药末扑撒在腋窝处，每日1次。本品敛汗，除臭，适用于腋臭。

养生知识

让身体没有异味

腋臭患者通过一些自我调理方法，可以减轻身体上的异味。首先，患者应以清淡、易消化的食物为主，少吃葱、蒜、姜、辣椒、香菜等刺激性的食物，以免引起内分泌紊乱，增加大汗腺分泌异常。其次，注意个人卫生，勤洗澡，尤其注意清洗乳房下、腹股沟、腋窝、脐部等处。最后，患者可以使用一些简单的方法来掩盖臭味，如将牙膏涂搽在腋窝处、使用止汗剂等。

丹毒

丹毒为皮肤网状淋巴管感染性疾病，因其色如涂丹，故称丹毒。本病的特点是病起突然，局部皮肤忽起红斑，迅速蔓延成鲜红一片，稍高出皮肤表面，边界清楚，压之红色减退，放手又显红色；表皮紧张光亮，灼热肿痛，有的可出现瘀斑、水泡，间有化脓或皮肤坏死。丹毒治疗以凉血清热、解毒化瘀为总则，根据部位配合疏风、清肝、利湿等。本病的防治偏方秘方有以下几种。

四物消风饮

生地黄18克，赤芍、当归、独活、川芎、荆芥、防风各9克，蝉蜕、薄荷（后下）、柴胡各3克，大枣、白鲜皮各15克。水煎取药汁。每日1剂，分2次服用。本品清热解毒，凉血祛风，适用于丹毒。

清解汤

金银花、蒲公英、紫花地丁、土茯苓、板蓝根、赤芍各30克，牡丹皮、黄柏、牛膝各15克，薏苡仁、苍术各20克，生甘草10克。水煎取药汁。每日1剂，7日为1个疗程，连续用药2个疗程。本品清热解毒燥湿，凉血活血消肿，适用于丹毒。

活血通脉饮

赤芍、土茯苓各60克，丹参、金银花各30克，当归、川芎各15克。用上药加水煎取药汁400毫升。每日1剂，分2次服用。本品活血化瘀，利湿消肿，适用于丹毒属血瘀证者。

赤芍　　　土茯苓　　　丹参

金银花　　当归　　　川芎

萆薢渗湿汤

萆薢20克，薏苡仁、泽泻、赤茯苓各15克，黄柏、牡丹皮、牛膝各10克。水煎取药汁。每日1剂，分服2次。本品清利湿热，活血化瘀，适用于下肢丹毒。

清血汤

蒲公英、紫花地丁、川芎、牡丹皮、七叶一枝花、金银花、当归尾、丹参、赤芍各15克，防风、生甘草各10克。上药加水煎2次，混合两煎所得药汁。每日

1剂，分2次服；药渣再煎1次，用药汁湿敷皮损局部；治疗用药2～4周。本方清热解毒，凉血活血，适用于丹毒。

银黄败毒汤

金银花30克，紫花地丁20克，车前草、川牛膝各10克，牡丹皮15克，萆薢、黄芩、生薏苡仁各12克。水煎取药汁。每日1剂，早晚2次分服。本品清热解毒，凉血化瘀，适用于丹毒。

解毒化瘀汤

金银花、连翘、蒲公英、紫花地丁、玄参、赤芍、败酱草各30克，当归12克，蜈蚣3条，甘草6克。水煎取药汁。每日1剂，分服2次，10日为1个疗程。本品清热解毒，凉血消肿，活血化瘀，适用于下肢丹毒。

加味二陈汤

陈皮15克，半夏10克，茯苓、白芥子各12克，甘草、牛膝各6克。水煎取药汁。每日1剂，分服2次。本品健脾祛痰，理气通络，适用于下肢慢性丹毒。

陈皮　　　半夏　　　茯苓　　　白芥子　　　甘草　　　牛膝

养生知识

预防丹毒记住三点

在预防丹毒时，人们应注意以下三点。

第一，预防脚气。日常养成洗脚的好习惯，保持足部清洁卫生。特别是脚出汗多的人更应注意。袜子也要勤洗勤换。

第二，防止过度疲劳。人不能太疲劳，劳动时间不能过长，劳动量不能过大。过度劳累耗损人的精气，使机体抵抗力下降，若偶遇皮肤破损即可继发感染，诱发丹毒。因此，平时应该劳逸结合，加强体育锻炼。

第三，防止再发。丹毒痊愈后，常有复发的倾向，所以应注意保护原发部位，不要用力搔抓，也要防止意外撞伤、蚊虫叮咬等。一旦发现原发部位破损，应及时治疗，控制感染。

口 臭

口臭指口中散发出令人难闻的口气。人长期不刷牙会导致口臭，但更多的口臭与某些疾病有关。譬如，牙周炎、牙龈炎等一些口腔疾病常会导致口气难闻，让人难以忍受。临近口腔的组织疾病如化脓性扁桃体炎、萎缩性鼻炎等，也可导致口臭；急性、慢性胃炎则会让口腔发出酸臭味；晚期胃癌、糖尿病酮症酸中毒、尿毒症等，会让患者出现口臭症。所以，不能忽视口臭，它常是某些疾患的信号。

中医认为，"脾开窍于口"，口臭病根源在于脾，多因积食、脾胃积热等诱发的。治疗口臭，应以清泻脾胃之火、清积导滞为原则。本病的防治偏方秘方有以下几种。

藿香汤

藿香叶9克，石菖蒲3克。水煎取药汁。每日1剂，以药汁多次漱口，也可内服。本品化湿开胃，清新口气，适用于口臭。

茯神丸

茯神、郁李仁、白术、诃子、陈橘皮各30克、桂心、白槟榔、枳壳（炒）、缩砂密（去皮）各9克，大麻仁（另研）、厚朴（姜汁研）各60克，大黄（煨）、人参、白鲜皮、地骨皮、芍药、旋覆花各15克。上药共研为末，炼蜜为丸，如梧桐子大。每次服20丸，每日2次。本品健脾益气，清新口气，适用于口臭。

旋覆花

大黄冰片末

大黄、冰片各适量。大黄炒炭，研为末备用。早晨起床后，取少许大黄炭末，加适量冰片，刷牙漱口。本品清热祛火，适用于口臭。

川芎白芷汤

川芎、佩兰、藿香各9克，细辛、白芷各3克。水煎取药汁。每日1剂，以药汁分多次漱口，也可内服。本品行气开郁，清新口气，适用于口臭。

木香

三香汤

木香10克，藿香11克，葛根30克，白芷12克，公丁香6克。水煎取药汁。以药汤多次漱口，每日1剂。本品生津除臭，芳香化湿，适用于口臭。

养阴清胃散

玄参、升麻、生地黄、麦冬、牡丹皮各10克，芦根30克。水煎取药汁。每日1剂，早晚分服，4日为1个疗程。本品清新口气，适用于口臭。

玄参　　　升麻　　　生地黄

麦冬　　　牡丹皮　　　芦根

养生知识

让口气清新小方法

人吃完大蒜、葱后，口腔中常常会产生异味，影响社交。怎么办呢？这时，不妨嚼点茶叶，或者吃几枚大枣，嘴里的异味即可消除。喝一杯牛奶也能除去口腔内的大蒜异味。如果在家中，最好的方法是用淡盐水漱口，不仅能除臭，还能杀灭口腔中的细菌。

牙周炎

牙周炎是牙周组织的慢性炎症。常见症状为牙齿松动、牙龈出血、牙龈肿胀、露牙根、牙垢多、口臭等，病情发展下去，可对牙龈、牙槽骨、牙周膜等牙周组织造成实质性破坏。造成牙周发炎的主要病因是菌斑和牙石，全身其他疾患也可对牙周炎的发生发展形成一定的影响。

牙周炎主要发生在成人群体，一旦发病，病情迅速恶化，治疗不及时常会导致牙齿过早松动脱落。本病的防治偏方秘方有以下几种。

石膏金银花汤

生石膏（先煎）15克，金银花12克，知母9克，谷精草18克，蝉蜕6克，甘草3克。水煎取药汁。口服，每日1剂，重症者可每日2剂。本品消炎止痛，适用于急性牙周炎。

甘草雄黄散

甘草3克，雄黄、冰片各1.5克，滑石粉18克，朱砂0.5克。上药分别研为极细末，混匀，装瓶备用。先刷牙，然后用牙刷蘸药末刷患处，每日早晚各1次。本品收敛止血，适用于牙周炎。

菊花汤

菊花、乌贼骨、生甘草各30克。水煎取药汁。每日1剂，早晚饭前1小时服用。本品清热解毒，补脾益气，适用于牙周炎。

| 菊花 | 乌贼骨 | 生甘草 |

清胃散

生地黄、天花粉各20克，牡丹皮、连翘、当归各15克，黄连、升麻、淡竹叶、虎杖、大黄各5～10克，生石膏（先煎）30克。水煎取药汁。每日1剂，分3次服用。本品清热解毒，适用于牙周炎所致的牙龈红肿热痛。

山药知母黄柏汤

山药、茯苓各12克，知母、黄柏、女贞子、枸杞子、山茱萸、泽泻各10克，生地黄、熟地黄各15克。水煎取药汁。每日1剂，分2次服用。本品滋阴降火，适用于牙周炎所致的疼痛。

固齿散

滑石粉18克，朱砂面0.9克，雄黄、冰片各1.5克，甘草粉3克。上药共研为细末，装瓶备用。刷完牙后，以药刷蘸药末刷患处。早晚各1次。本品清热解毒，消肿止痛，化腐生肌，收敛止血，适用于牙周炎。

知母　　　　　石斛　　　　　麦冬

白虎汤

知母、石斛、麦冬各10克，墨旱莲、生石膏（先煎）各30克，山药20克，生地黄、枣仁各12克，甘草6克。水煎取药汁。每日1剂，分2次服用，连服10日。本品清热泻火，除烦生津，适用于牙周炎。

旱莲草　　　　生石膏　　　　淮山药

生地黄　　　　酸枣仁　　　　甘草

养生知识

牙周炎护理小技巧

牙周炎患者在进行药物治疗时，可以采用按摩牙龈的物理方法来促进牙病痊愈。具体方法如下。

1.外按摩法。晚上刷牙后，将右手食指放在牙龈相应的口外皮肤上，做小圆圈旋转按摩，由左至右、由上至下，一个接一个，每个牙龈部位都不放过，各揉50次。按摩过程中，可用舌头抵牙齿内侧的牙龈，以舌头按摩上下牙龈，也各做50次。

2.口内按摩法。洗手、漱口后，将右手食指放在口内牙龈上，依照外按摩法，按摩上下牙，各按摩50次。

3.注意饮食。牙齿有病的患者宜多吃富含纤维的蔬菜，如芹菜等，它们可对牙龈起到按摩作用。

青光眼

青光眼俗称青眼，是造成人失明的第二大眼科疾病。病发时，眼球内部的眼压增加，且眼球表面硬化，产生眼睛痛、不舒服，视线模糊，光源四周有光环，瞳孔失去在黑暗中的调节放大功能等。一般情况下，青光眼多发生在40岁以后的人群，而且女性患者高于男性患者。

西医和中医对青光眼都有着自己的解释。西医认为，青光眼是眼内压过度增高的结果。中医则把青光眼称为绿风内障，认为病起于肝肺痨热、痰湿功伤，也就是眼内液体调节功能失常，由于水毒而引起的眼球疾患。临床研究发现，青光眼的起因很多，特别与精神紧张、营养问题等因素有关。本病的防治偏方秘方有以下几种。

五味女贞子汤

茺蔚子、女贞子各10克，五味子8克，夏枯草12克，茯苓15克。水煎取药汁。每日1剂，分2次服用。本品补益肝肾，利水明目，适用于青光眼症，伴头晕耳鸣、腰膝酸软、精神乏力等。

槟榔汤

槟榔9克。水煎取药汁。口服；服后若有腹痛、呕吐、恶心等症状，均属正常现象。下气破积，清热明目。适用于青光眼。

茺蔚子

槟榔

生熟地汤

生地黄、熟地黄各12克，夏枯草、女贞子、黄芩各9克，珍珠、生牡蛎各30克。水煎取药汁。每日1剂，分2次服用。本品滋阴补肾，清热明目，适用于慢性青光眼。

泻肝解郁汤

茺蔚子、桔梗、防风、黄芩、香附、车前子各9克，夏枯草、芦根各30克，甘草3克。水煎取药汁。每日1剂，分2次服用。本品明目益精，适用于青光眼。

绿风安丸

芦荟、丁香、黑丑各50克，磁石100克。上药共研细末，混匀，装入空心胶囊内，备用。根据病情，每日早晚各服3～5粒（重2～4克），饭后1小时服用。本品清热明目，适用于原发性青光眼。

茺蔚子　　　桔梗　　　防风

黄芩　　　香附　　　车前子

夏枯草　　　芦根　　　甘草　　　芦荟

养生知识

青光眼的日常养护

青光眼日常护理十分重要，可减缓病情的恶化，降低失明的危险。第一，调解心态，保持乐观，不要生气，避免情绪波动过大。情绪波动会引起瞳孔散大，眼压增高，加重病情。第二，起居有常，预防感冒。患者所穿的衣服要宽松，睡眠要充足，不能洗冷水澡。第三，注意用眼卫生，不要在强光下读书，也不要在暗室内停留时间太久。第四，接受正规治疗，与医生保持随时沟通，定期检查视力、视野以及眼底、眼压的变化等。

白内障

什么是白内障呢？眼球内的晶状体受某种原因的影响，发生混浊，透明度降低，或者变得完全不透明的一种眼病。说简单点，白内障就是眼球蒙上了一层不透明的膜，使人视物不清，或完全失明。

白内障致病原因复杂，种类也很多，有先天性、外伤性、并发性、中毒性、电光性、放射性等。在多种类型的白内障中，老年性白内障最为常见。一般来讲，老年性白内障是晶状体新陈代谢障碍所致。老年性白内障可分四期。

第一。初发期：晶体周边开始出现混浊，但中间是透明的，视力不变。

第二。膨胀期：晶体日益膨胀，混浊加剧，视力逐渐下降。

第三。成熟期：晶体已变得完全混浊，视力消失，但仍有光感。

第四。过熟期：晶体皱缩变小，皮质可出现液化，晶体核可能已产生沉积。

本病的防治偏方秘方有以下几种。

桂枝茯苓汤

桂枝、牡丹皮、赤芍、茯苓、泽兰各9克。水煎取药汁。每日1剂，分2次服用。本方软坚化翳，适用于老年性白内障。

肉桂

磁石神曲蜜丸

磁石60克，琥珀末、生蒲黄各15克，朱砂30克，神曲120克。上药共研为细末，炼蜜为丸。每日3次，每次内服9克。本方祛障明目，适用于白内障。

活血祛障汤

桃仁、白芍、神曲、益智、桑椹、菊花、夜明砂、青葙子各10克，红花、蝉蜕、陈皮、川芎、白蒺藜、磁石各6克，当归12克，熟地黄、草决明、枸杞子、丹参各15克。水煎取汁。每日1剂，分2次温服，4个月为1个疗程。本品滋补肝肾，退翳明目，活血化瘀，适用于老年性白内障。

地黄枸杞丸

生地黄、熟地黄、玄参、钩藤、麦冬各20克，白芍、茺蔚子各15克，车前子、当归、云茯苓、菊花、青葙子、决明子各12克，防风、红花、香附各10克，石决明30克。上药研末，水泛为丸，青黛为衣。每日2次，每次服6～10丸。本品滋肝养肾，祛障明目，适用于未成熟的白内障。

补消汤

熟地黄、何首乌、枸杞子、黄精各15克，菟丝子、云茯苓、楮实子各12克，昆布、海藻各10克。水煎取汁服。每日1剂，分2次温服。本品滋补肝脏，软坚化翳，适用于老年性白内障。

化翳汤

生石决明30克，草决明15克，谷精草、生地黄、赤芍、女贞子、密蒙花、菊花、沙苑子、白蒺藜、党参、黄芪、黄芩各12克，炙甘草6克。水煎取汁。每日1剂，分2次温服。本品滋补肝肾，以补中益气为主，以平肝潜阳、退翳明目为辅，适用于老年性白内障。

生地黄

耳鸣、耳聋

许多人四十岁以后，听力减退，出现耳鸣、耳聋的病症。耳鸣，指人在没有任何外界刺激条件下所产生的异常声音感觉。耳聋，指听力减退或完全失去听力。耳聋有突发性耳聋、药物中毒性耳聋、神经性耳聋等。突发性耳聋发病骤急，往往1小时或1周后病情加重，病发时有眩晕感，甚至能听到耳内"呼"或"咔嗒"一声，此声过后即感耳聋。药物中毒性耳聋主要表现为听觉系统的慢性中毒，以耳聋、耳鸣为主。耳聋多在用药后1～2周出现，并逐渐加重，多以双耳耳聋出现。神经性耳聋指内耳听觉神经、大脑的听觉中枢发生病变，从而引起听力减退甚至消失，常常伴有耳鸣、耳内闷塞感，有的人还会出现眩晕、恶心及呕吐等症状。

中医认为，耳为肾的外窍，胆及三焦等的经脉会于耳中，所以耳鸣、耳聋多与肾、胆、三焦有关。本病的防治偏方秘方有以下几种。

芍红汤

赤芍、红花、桃仁、没药、白芷各9克，川芎、水蛭各6克，三七、干姜各3克，大枣15克。水煎取药汁。口服，每日1剂。本品活血化瘀，清热凉血，适用于突发性耳聋。有脑血管疾病者不宜服用。

红花

血腑逐瘀汤加减

生地黄、枳壳、当归、赤芍、川芎各9克，桔梗、柴胡、甘草、桃仁、红花各6克，牛膝、丝瓜络各20克，路路通10克，石菖蒲15克。水煎取药汁。每日1剂，分2次服用。本品活血化瘀，通络开窍，适用于神经性耳聋。

耳鸣耳聋方

熟地黄50克，黄柏、菖蒲各9克。上药放入砂锅内，加水500毫升，浓煎至250毫升，取汁。每日1剂，温服。本方滋阴去火，适用于阴虚火旺所致的耳鸣、耳聋。

熟地黄　　黄柏

菖蒲

🌀 耳鸣方

冰片1克，石菖蒲2克，麝香0.5克。石菖蒲研为细末，与冰片、麝香一起用纱布包扎。将药包塞入一耳内，双耳交替塞，鸣止即取出。本方开窍醒神，适用于神经性耳鸣。

🌀 耳聋左慈丸

磁石（煅）20克，熟地黄160克，山茱萸（制）、山药各80克，牡丹皮、茯苓、泽泻各60克，竹叶柴胡20克。上药研为细末，水蜜为丸，丸重9克，备用。每次服食1丸，每日2次。本品滋肾平肝，适用于耳鸣耳聋、头晕目眩。

🌀 菖蒲根饮

石菖蒲根6～15克。水煎取药汁。每日1剂，顿服，连服数日。本品开窍醒神，宁神益志，适用于神经性耳聋。

🌀 清耳增听汤

金银花、龙胆草、胡黄连、栀子、紫草、菖蒲各6克，杭菊花、连翘、骨碎补、荷叶各10克，乳香2克。水煎取药汁。口服，每日2剂。本品清热滋阴，对耳聋、耳流脓、头部欠清朗感均有疗效。

🌀 解毒闻声汤

甘草、紫草、菊花、百合、菖蒲、路路通各6克，黑豆15克，骨碎补、磁石、荷叶各10克，黄羊角屑5克。水煎取药汁。口服，每日1剂。本品解毒清热，补益肝肾，适用于链霉素中毒之耳聋。

🌀 养生知识

按摩耳朵防耳聋

经常按摩耳朵，可预防和缓解耳聋。具体方法如下。

1.按摩耳郭。双手握空拳，用拇指和食指轻捏耳郭，做上下来回摩擦运动，直至耳郭充血发热。

2.拉耳垂。用双手拇指和食指捏住耳垂向下拉，拉15～20次。

3.推摩耳根。食指放在耳前，拇指放在耳后沿耳根由下向上推摩，做50次。

4.上拉耳郭。右手绕过头部拉住左耳郭上沿，并向上拉扯20次，动作要柔缓；一侧动作完成，再做另一侧。

上述按摩清晨起床和晚上睡前各做1次，每次做5分钟，整套按摩动作要轻柔，以耳朵不觉疼痛、耳郭发红发热为限。耳部如果有炎症、皮肤病等，则不宜进行按摩。

中耳炎

中耳炎就是中耳发炎，有急性和慢性之分。急性中耳炎多由细菌感染引起，常见致病菌为肺炎链球菌、流感嗜血杆菌等，症见耳部持续性隐隐疼痛，听力下降，耳鸣。急性中耳炎治疗不彻底，会变成慢性中耳炎。慢性中耳炎很难治愈，常会导致耳聋。

8岁以下儿童易发中耳炎，发病时表现为不明原因的搔耳、摇头、哭闹不安。病情继续恶化下去，会出现恶心、呕吐、腹泻等消化道中毒症状。

中医将中耳炎称为"耳脓""耳疳"，认为本病是由肝胆湿热、邪气盛行而引起。治疗时，有虚实之分。实证表现为耳内胀闷、耳痛耳鸣、面色红赤、耳道脓液黄稠，多见于急性化脓性中耳炎；虚证表现为耳道流出脓色清稀、耳聋耳鸣、面色萎黄、头昏眼花、四肢乏力。本病的防治偏方秘方有以下几种。

蒲公英药汁

蒲公英适量。将蒲公英洗净，晾干，捣成糊，挤出汁备用。清洁耳道，用滴管将药液滴入患耳耳孔，早中晚各滴1次。本方清热解毒，消肿散结，适用于化脓性中耳炎。

耳脓散

水龙骨（煅）、海螵蛸、飞青黛、石榴花瓣（炙脆）、五倍子（炒黄）各3克，枯矾、煅黄鱼齿、细薄荷各1.5克，梅片、黄连、蛀竹屑各0.9克。上药研为细末，备用。清洁耳道，取少许药末吹入耳内。本品行气活血，消肿散瘀，适用于化脓性中耳炎。

石榴

耳疳散

五倍子、海螵蛸、枯矾、龙骨、黄连各6克，冰片0.6克。先将五倍子研碎，海螵蛸去皮，与枯矾、黄连、龙骨、冰片共研成极细末，备用。先用过氧化氢将耳道内外的脓液清洁干净，再以消毒棉花卷条蘸药塞入耳中，每日3～5次。本品清热泻

五倍子

海螵蛸

枯矾

龙骨

黄连

冰片

火，解毒燥湿，祛腐生肌，适用于慢性化脓性中耳炎。

胡桃仁冰片

胡桃仁3个，冰片3克。将胡桃仁挤压出油，加入冰片，调匀备用。用时洗净耳内外，拭干耳道，将药油滴于耳内。每日1或2次，5～10日可愈。本品清热，消肿，适用于化脓性中耳炎。

猪胆白矾末

猪胆1个，白矾9克。将白矾捣碎，放入猪胆内，阴干（或烘干）后研成细末，过筛备用。用时，以过氧化氢清洗耳朵，拭干脓液，然后吹入猪胆粉剂。每隔2日用药1次。本方清热解毒，消肿止痛，适用于化脓性中耳炎。

通气银翘散

金银花20克，川芎15～25克，连翘、赤芍各15克，石菖蒲30克，桔梗、柴胡各6克，菊花、香附、泽泻各10克。水煎取药汁。每日1剂，分早晚2次服用。本品行气活血，疏肝清热，利湿通窍，适用于非化脓性中耳炎。

复聪滴耳液

石菖蒲、地龙各9克，全蝎3个，55%的白酒100毫升。将石菖蒲、地龙、全蝎浸泡白酒中，密封，每日摇晃2次，7日后取上清液装入小塑料瓶中，备用。患耳朝上，清洁外耳道，往耳内滴入2滴药汁，然后侧卧1小时。每日1次。本品通络开窍，适用于急性非化脓性中耳炎。

石菖蒲

黄柏胡桃油方

胡桃油120毫升，黄柏、五倍子各9克，薄荷油1克，冰片4.5克。先将黄柏、五倍子切片，然后用胡桃油炸至焦黄，去渣过滤，冷却后加入冰片、薄荷油，拌匀装瓶备用。清洁患耳，然后滴入药油少许，每日3次。本方清热解毒，消肿止痛，适用于中耳炎。

蚯蚓液

蚯蚓5条，白糖10克。将蚯蚓剖开，洗净，放入白糖，半个小时后用洁净纱布滤出清液。将滤液滴入患耳内，每次4滴，每日3次。本品通络清热，适用于中耳炎。

蛋黄油冰片

冰片粉2克，鸡蛋3个。鸡蛋煮熟，取蛋黄放入铁锅中，用小火煎出蛋黄油，然后与冰片和匀，备用。用棉球拭干耳内脓水，滴入冰片蛋黄油。每日3次，直到痊愈。本方消肿止痛，适用于化脓性中耳炎。

耳脓独龙丹

生川乌（去皮脐）适量。将生川乌研为细末。取少许药末吹入耳中。本方敛疮止痛，适用于中耳炎，症见耳中脓血常流不息。

半夏酒

生半夏50克，白酒150毫升。生半夏研成细末，加入白酒中浸泡24小时，取上清液备用。洗净患耳，滴入药酒数滴。每日1～2次。本方消肿止痛，适用于急、慢性中耳炎。

五倍子

五倍子枯矾

五倍子30克，枯矾6克。五倍子烘干，与枯矾共研细末，备用。清洁耳道，取少许药末放到纸上，吹入耳内。本方收敛止血，燥湿止痒，适用于中耳炎。

养生知识

小儿如何预防中耳炎

小儿是中耳炎的高发人群，中耳炎对他们伤害很大，治疗不及时可导致听力障碍。小儿在3岁以前，约有70%得过中耳炎，其中有99%是因感冒引起的。所以，一定要预防小儿感冒。怎么样预防呢？一是让小儿的鼻腔尽可能保持清洁。二是干燥季节，空气干燥会引起鼻腔干燥甚至发炎，造成咽鼓管肿大、阻塞，所以晚间在小儿睡觉的房间宜使用喷雾加湿器。三是为小儿及时注射流感疫苗。四是让小儿少含奶嘴，研究发现频繁的吸吮动作容易使病菌从鼻腔后端进入到咽鼓管，进而不可避免地增加感染中耳炎的概率。

手足皲裂

　　手足皲裂是一种常见的手足皮肤干燥和裂开的疾病。本病好发于手掌、指尖、足跟、足外缘等部位。初起时皮肤干燥、角化增厚、皮纹明显，沿皮纹出现裂口，裂口深浅不一，深者可达皮下，有出血、针刺般疼痛。此病常见于成人及老年人，多发于冬季。冬季皮肤的皮肤汁液分泌减少，遇到机械性摩擦或牵引，就容易发生本病。另外，经常使用碱性肥皂等亦会使皮肤干燥、变厚，失去弹性与韧性，引起皲裂。

　　中医认为，此病为气血不和、外受风寒，血脉凝滞，致使肌肤失养所致，所以治疗时亦温经散寒，活血润肤。本病的防治偏方秘方有以下几种。

白甘寄奴膏

　　白及、甘草、刘寄奴、甘油（不用纯甘油，要加入一半75％乙醇）、凡士林按2∶2∶1∶20∶20的比例配方。将白及、甘草、刘寄奴分别研细末，再过120目筛；凡士林加温溶化，冷却。将药末和甘油、凡士林混合拌匀，装瓶备用。先将患处用热水浸泡10多分钟，擦干，剪去硬皮，敷上药膏，早晚各1次，直至痊愈。本方益气活血，生肌愈裂，适用于手足皲裂，属气虚血瘀证。

白及

白鲜皮油

　　白鲜皮、当归、龙胆草、紫草、苦参、黄柏、威灵仙、地榆各15克，五倍子、白及各10克，菜油适量。以上诸药放在菜油中，以油淹过药材为准，静置7日。用棉签蘸药油，外搽皲裂部位，每日1～2次。本品除湿，止痒，收敛，润肤，适用于手足皲裂。

温阳宣肺汤

　　炙麻黄、玄明粉各3克，桂枝4.5克，桑白皮、桑枝、玉竹、天花粉各12克，杏仁、肉苁蓉、桃仁各9克，红花6克，豨莶草10克。上药水煎取汁。每日1剂，分2次服。本方解毒，活血，润肤，适用于手足皲裂属肾虚肺郁证。

万灵膏

轻粉、红粉各20克，银珠、冰片各10克，凡士林3000克。前4味共制为细末，过筛后投入已熔化的凡士林中搅匀，装瓶备用。将皲裂部位用温水洗净，涂上药膏，早晚各1次，7日为1个疗程。本品温经散寒，通络止痛，收敛止血，适用于手足皲裂属湿热结聚证。

忍冬手裂膏

忍冬藤400克，生何草乌、川芎各150克，当归、白及、冰片各100克，麻油2000毫升，黄蜡适量。上药浸泡于麻油中24～48小时，然后加热炸枯，滤渣取药油，加入黄蜡，晾凉成膏，装盒备用。先将患部浸入热水中泡数分钟，擦干，取药膏匀擦，再用热水袋熨数分钟，每日2次，14次为1个疗程。本品收敛止血，温经止痛，适用于手足皲裂，属寒凝血瘀证。

黄豆膏

黄豆100克，凡士林200克。将黄豆洗净，晾干，研成细末，与凡士林混匀，装瓶备用。洗净患处皮肤，擦干，将药膏填平裂口，外用纱布敷盖。每隔3日换药1次，一般换药2～4次即愈。本品润燥消水，祛风润肤，适用于手足皲裂。

黄豆

甘草油擦剂

甘草50克，甘油、95％乙醇各150毫升。将甘草浸泡于95％乙醇中，24小时后将药液滤出，再兑入甘油，摇匀即成。用温水清洗患处，擦干后用棉签蘸药涂于患处，每日2～3次，连续使用1～2月。本品清热解毒，祛痛杀菌，适用于手足皲裂，属气虚血瘀证。

养生知识

手足皲裂症该吃些什么

手足皲裂的患者应该多吃一些富含维生素A的食物。维生素A具有促进上皮生长、保护皮肤、防止皲裂的作用。含维生素A多的食物有鱼类、动物肝脏、胡萝卜、豆类、牛奶以及绿叶蔬菜和水果。另外，应适当多吃一些脂肪类、糖类食物，这样可使皮脂腺分泌量增加，减轻皮肤干燥及皲裂。

冻疮

冻疮是冬季常见病，寒冷是发病的主要原因，一般易发生在气温10℃以下的湿冷环境中，至春季气候转暖后自愈，但下一个冬天如果护理不好，会再次复发。本病多见于儿童、青年妇女和血液循环不良的人。好发于手、足、耳郭、面颊等处，初起损害为局限性红斑或暗红带紫色肿块，有痒感，受热后更剧。重症冻疮会导致皮损皮溃烂，流出淡黄色或血性浆液，伴有疼痛。本病的防治偏方秘方有以下几种。

桂枝乌头酊

桂枝50克，生川乌、生草乌各30克，细辛、红花、樟脑、冰片各10克，75%乙醇750毫升。上述各味中药浸于乙醇中，7日后用纱布过滤，取上清液备用。先清洗皮损处，拭干后搽以药酒，每日3～5次。本品消肿止痒，适用于冻疮初发者，疮面溃烂者勿用。

白及凡士林膏

白及10克，凡士林100克。白及研成细末，与凡士林调成软膏。将药膏涂于患处，每日3次。本方收敛止血，消肿生肌，适用于冻疮。

白及

当归四逆汤

桂枝12克，赤芍、当归各15克，炙甘草6克，通草5克，细辛、生姜各10克，大枣5枚。上药加水煎煮，取汁300毫升。每日1剂，分3次温服，7日为1个疗程。本方温经散寒，养血通脉，适用于冻疮初起，以及手足部冻疮。

阳和汤加味

鹿角霜20克，熟地黄15克，麻黄、炙甘草、桂枝、生姜各10克，淫羊藿30克。上药加水煎，取汁300毫升。每日1剂，分3次温服，7日为1个疗程。本方温阳补血，散寒通滞，适用于阳虚寒凝证之冻疮初起。

肉桂

养生知识

冻疮应科学护理

冬季预防冻疮，最重要的是保持脚的温暖干燥，勤换鞋袜，户外劳动停下来后要注意保暖。不要用饮酒来御寒及预防冻疮，因为饮酒后，人体血液加速循环，会将体内热量散发出去，身体反而更加寒冷。而且醉酒后，大脑对外界环境不敏感，不能及时增添衣物保暖，更容易冻伤。可用生姜涂擦局部皮肤来预防冻伤。

另外，患上冻疮后，禁止把患部直接泡入热水中或用火烤患部，这样不仅不能使冻疮好转，反而会加重病情。冻疮溃烂时，最好不要用手按摩患处，否则容易引起感染。

银屑病

银屑病是一种常见的易于复发的慢性炎症性皮肤病，特征性损害为红色丘疹或斑块上覆有多层银白色鳞屑。皮损主要分布于头皮和四肢伸侧，可泛发全身。除累及皮肤外，还可侵犯关节，即为关节炎型银屑病；少数患者在红斑基础上还可出现脓疱，即为脓疱型银屑病。病程呈慢性，容易复发，难治愈。青壮年发病最多，男性发病多于女性，北方多于南方，春冬季易发或加重，夏秋季多缓解。病因和发病机理未完全明确，研究发现，本病的发病与遗传因素、感染链球菌、免疫功能异常、代谢障碍及内分泌变化等有关。

在中医学中，银屑病有"松皮癣""牛皮癣""干癣"等多个叫法，多因风邪外侵、情志内伤、饮食失节等引起，总结了内治、外治、针灸等多种治疗方法。本病的防治偏方秘方有以下几种。

复方斑蝥液

斑蝥12只，大黄、芒硝、金银花、白蒺藜、地肤子、荆芥、苦参各30克，土茯苓60克，白鲜皮20克。上药除芒硝外，加水2500毫升，煎30分钟，去渣，纳入芒硝，搅拌至溶化，备用。用药汤乘热烫洗皮损部位，每日1次。本方清热解毒，祛风止痒，适用于银屑病。

白鲜皮合剂

徐长卿、蛇床子、苦参、狼毒、白鲜皮、土茯苓、地肤子、补骨脂各20克，木通、当归各15克，白芷12克，细辛、红娘子各6克，轻粉10克，山西老陈醋1000毫升。上药（红娘子、轻粉除外）入老陈醋中浸泡7日，再加入红娘子、轻粉，装瓶备用。用时，取适量药液涂于皮损处，每日3次，16～20日为1个疗程。本方活血燥湿，杀虫止痒，适用于银屑病。

清燥油茶膏

煅蛤粉、煅石膏各30克，青黛12克，黄柏末、轻粉各15克，香油适量。上药共研细末，以香油、茶水各半调成药糊，备用。取适量药糊均匀涂敷于皮损处，每日2次。本品清热燥湿，适用于银屑病。

煅蛤粉

煅石膏

青黛

黄柏

轻粉

🌀 小青龙汤

麻黄、干姜、甘草各6克，桂枝、半夏、白芍、黄芩、栀子各9克，细辛3克。水煎取药汁。每日1剂，分次温服。本品温中化痰，宣肺利湿，适用于银屑病。

🌀 复方土苓汤

土茯苓、补骨脂、莪术、牛蒡子、山楂、丹参各25克，乌梢蛇15克。水煎取药汁。每日1剂，分次温服。本品除湿解毒，活血祛风，适用于银屑病。

麻黄	干姜	甘草
桂枝	半夏	白芍
黄芩	栀子	细辛

🌀 养生知识

银屑病患者常吃这些蔬菜

银屑病患者在日常饮食中，宜食用一些具有清热解毒作用的蔬菜。

白菜：具有清热解毒、安神的作用，而且含有胡萝卜素、维生素C等多种维生素。

胡萝卜：含有大量的胡萝卜素，可以为人体补充维生素A。

白萝卜：含有钙、磷、胡萝卜素、维生素C等多种营养，性味甘凉，可清热润肺、化痰止咳。

茄子：含有丰富的蛋白质、钙、磷、胡萝卜素、维生素C等营养成分，性味甘凉，具有活血凉血、逐风消肿的食用价值。

芋头：性味甘辛，具有清热解毒、祛瘀消肿、消炎止痛的作用，而且含有丰富的营养成分，如蛋白质、钙、磷、铁及维生素类等，食用价值颇高，是现代人必不可少的养生菜。

空心菜：性味甘凉，具有化瘀消肿、清热解毒的食用价值。另外，其蛋白质、钙、磷、胡萝卜素、维生素C等营养成分含量丰富，食之对人体大有补益。

苦瓜：性味苦凉，具有清热解毒的作用，而且含有人体必需的蛋白质、钙、磷、胡萝卜素、维生素C等营养成分，对维持身体健康大有帮助。

另外，土豆、油菜、黄瓜、丝瓜这几种蔬菜也具有清热解毒的作用，适宜于银屑病患者食用，有利于提升身体的抗病能力。

白癜风

　　白癜风是一种后天性色素脱失的皮肤病。症状是身体暴露、易受摩擦等部位出现白斑，特别是脸部、颈部、腰腹部、手指背部等处。无自觉症状，但日晒后皮损处可出现灼痛感。皮损为局部色素脱失斑，斑为近圆形、椭圆形，随着病情的迁延，皮损不断扩大。白斑内的毛发变白，边界清楚，日晒后局部发红或起水泡。

　　目前认为，白癜风可能与遗传、自体免疫、精神因素和内分泌等因素有关。本病发展缓慢，一般无自觉症状，患处皮肤知觉、分泌和排泄功能正常。患者要保持心情舒畅，树立战胜疾病信心，多食高维生素食物，忌烟酒。本病治疗时宜活血祛风。本病的防治偏方秘方有以下几种。

乌蛇酒

　　乌蛇180克，蒺藜、防风、桂心、五加皮各60克，枳壳、天麻、牛膝、羌活各90克，熟地黄120克，白酒1000毫升。上药捣为粗末，用纱布包好后放入酒坛内，倒入白酒，浸泡7日，取汁。饮药酒，每日3次，每次15～20毫升；服食期间勿食猪肉、鸡肉等食物。本方益肾通络，祛风活血，适用于白癜风。

参芪防风消白方

　　党参15克，黄芪、茯苓、丹参、何首乌、蒺藜各20克，白术、山药、红花、当归、防风、白扁豆各10克，砂仁6克。水煎取汁200毫升。每日1剂，分早晚2次服用；儿童用量酌减。本方调和脾胃，通络和营，润肤祛斑，适用于白癜风。

养阴活血汤

　　女贞子、墨旱莲、制何首乌、丹参、赤芍、生地黄各30克，粉丹皮、白芷各15克，川芎、紫草、蒺藜各12克。每剂3煎，每次浓煎取汁500毫升。每日1剂，分次于饭前温服。本品养阴，活血，行血，适用于白癜风。

盐煮绿豆

　　绿豆500克，八角茴香、盐各适量。将绿豆用水泡软后，放锅中，加八角茴香、盐、水适量，煮熟烂即成。每日2次，早晚各吃绿豆25克，10日为1个疗程。本品益阴清热，适用于白癜风。

绿豆

八角茴香

盐

祛风清斑汤

补骨脂、黑桑椹、何首乌各20克，黑芝麻30克，当归、丹参、蒺藜、防风、川芎各15克，红花10克。水煎取药汁200毫升。每日1剂，分早晚2次服用，30日为1个疗程；服药期间停用其他药物。本方补益肝肾，祛风消斑，适用于白癜风。

蒺藜蘸猪肝

猪肝1个，沙苑子60克，盐少许。沙苑子去杂，放锅中炒焦，然后研成细末。再将猪肝洗净，放入锅中，加适量清水，撒入盐，煮至用筷子扎猪肝不出血为度，捞出猪肝，切薄片即成。用猪肝蘸沙苑子末食之，每日2次。本方滋补阴血，平肝潜阳，适用于精血不足、肝木失养所引起的白癜风。

猪肝　　　　沙苑蒺藜　　　　盐

女贞子

扶正固本汤

炙黄芪、制何首乌、熟地黄各30克，枸杞子、女贞子各15克，当归12克，补骨脂、桑椹、生甘草各10克。水煎取药汁200毫升。每日1剂，分早晚2次服用；儿童用量酌减；1个月为1个疗程。本方补肾填精，润肤祛斑，适用于白癜风。

养生知识

防治白癜风需要做什么

为了预防和治疗白癜风病，日常应做到以下几点。

1.锻炼身体，坚持跑步、做操。

2.勿在阳光下暴晒。暴晒皮肤易引起皮肤炎症，皮肤黑色素受损，出现脱色斑。

3.避免接触化学物质，尽可能减少与化肥、农药、柴机油等的接触。

4.忌服维生素C。因为此药在黑色素代谢过程中，能阻止黑色素的生成，加重病情。

5.控制情绪。白癜风发病与情绪波动有关，所以心态要好，不随便生气。

6.饮食要科学，不偏食。日常饮食要荤素搭配适当，多吃牛奶、蛋、肝、蔬菜、豆类食物。

第六章

内分泌系统疾病的防治偏方秘方

中暑

中暑是指在高温和热辐射的长时间作用下，机体体温调节障碍，水、电解质代谢紊乱及神经系统功能损害的症状的总称。颅脑疾患的患者、老弱及耐热能力差产妇，尤易发生中暑。

中暑的原因有很多，在高温作业的车间工作，如果再加上通风差，则极易发生中暑；农业及露天作业时，受阳光直接暴晒，再加上大地受阳光的暴晒，使大气温度再度升高，使人脑膜充血，大脑皮质缺血而引起中暑，空气中湿度的增强易诱发中暑；在公共场所、家中，人群拥挤集中，产热集中，散热困难，也易发生中暑。

人中暑后，会有以下症状。

一是发热、乏力、皮肤灼热、头晕、恶心、呕吐、胸闷。

二是烦躁不安、脉搏细弱、血压下降。

三是重症病患者可有头痛剧烈、昏厥、昏迷、痉挛。

根据病情轻重程度的不同，中暑通常分为以下三类。

第一类，先兆中暑。高温环境下出现大汗、口渴、无力、头晕、眼花、耳鸣、恶心、心悸、注意力不集中、四肢发麻等，体温不超过38℃。

第二类，轻度中暑。先兆中暑的症状加重，体温在38℃以上，面色潮红或苍白，大汗，皮肤湿冷，脉搏细弱，心率快，血压下降等呼吸及循环衰竭的症状及体征。

第三类，重度中暑。此类又可细分为以下四类情况。

情况一：中暑高热。体温调节中枢功能失调，散热困难，体内积热过多所致。开始有先兆中暑症状，以后出现头痛、不安、嗜睡、甚至昏迷。面色潮红，皮肤干热。血压下降，呼吸急促，心率快。体温在40℃以上。情况二：中暑衰竭。由于大量出汗发生水及盐类丢失引起血容量不足。临床表现为面色苍白，皮肤湿冷，脉搏细弱，血压降低，呼吸快而浅，神志不清，腋温低，肛温在38.5℃左右。情况三：中暑痉挛。大量出汗后只饮入大量的水，而未补充盐，血钠及氯降低，血钾亦可降低。患者口渴，尿少。肌肉痉挛及疼痛，体温正常。情况四：日射病。因过强阳光照射头部，大量紫外线进入颅内，引起颅内温度升高（可达41～42℃），出现脑及脑膜水肿、充血，故发生剧烈的头痛，头晕，恶心，呕吐，耳鸣，眼花，烦躁不安，意识障碍，严重者发生抽搐昏迷。体温可轻度升高。上述情况有时可合并出现。

中暑的防治偏方秘方有以下几种。

受热方

绿豆30克，荷叶露100毫升，蜂蜜20毫升。绿豆煎汤，后入荷叶露、蜂蜜。饮服汤汁。本方解暑，清热，适用于中暑。

绿豆　　　荷叶露　　　蜂蜜

末茶

好茶30克，绿豆粉、苦参各10克，甘草6克。苦参、甘草研末，与茶、绿豆粉拌匀。每次取适量，沸水冲焗，频饮。本方泻火，利湿，解暑，适用于中暑，症见头痛、口渴、恶心、心烦头晕、尿黄少。

慈禧消暑饮

金银花10克，莲子心3克，白扁豆12克，淡竹叶6克，鲜藕5片。上药加水煎汤，即成。代茶频饮，不拘时。本品健脾开胃，清暑利湿，适用于防治中暑或

桂沉浆

沉香10克，鲜紫苏叶、乌梅各30克，砂糖120克，桂浆100毫升。将紫苏叶、乌梅、沉香、白糖一同放入砂锅内，加水600毫升熬煮，熬至300毫升时过滤去渣，入桂浆100毫升，合成为桂沉浆。每次30克，每日2～3次。本品去湿逐饮，生津止渴，顺气，适用于中暑。

沉香

饮膳桂浆

生姜、白糖各1500克，赤茯苓、肉桂各90克，曲末250克，杏仁100枚，大麦15克，蜂蜜适量。生姜洗净，绞汁；茯苓、肉桂均去皮研末；杏仁烫洗，去皮、尖，研成泥；大麦碾成末。将上述5味与曲末同蜂蜜掺在一起，加凉开水2000毫升拌匀，然后一同装入瓷罐内，油纸封口3层，再用泥巴密固，放冰窖内，3日后取出，滤药留浆。每日饮2次，每次25～30毫升。本品生津止渴，益气和中，去湿逐饮，适用于防治夏季中暑。中暑时加倍饮之。

代茶汤

白术1.5克，麦冬3克。上药洗净，入砂锅内，加水1500毫升沸煮20分钟，倒入杯中。代茶饮，1次饮完，每日2次。本方健脾止渴，适用于防暑。

益元散

滑石180克，甘草30克。上药共研为细末，装瓶备用。用时，取9克药末，温水送服，每日3次。本品清暑利湿，适用于中暑。

清络饮

鲜荷叶、鲜金银花、鲜扁豆花、鲜竹叶心、丝瓜皮、西瓜皮各6克。水煎取汁。频服，每日1～2剂。本品祛暑清热，适用于暑热，症见身热、口渴心烦。

急救绿豆丸

绿豆250克，车前子、甘草、大麦冬、灯心草各60克。上药共研为细末，水泛为丸，如绿豆大小，以15克朱砂为衣。每服3克，温水送服。本品清热解暑，生津利咽，适用于中暑。

三香散

木香、沉香、檀香各等份。上药共研为细末，装瓶备用。用时，取1.5克药末，以砂仁汤送取。本方行气化湿，适用于中暑。

木香　　　　沉香　　　　檀香

养生知识

夏季高温天气防中暑

夏季是中暑的高发季节，但中暑是可以预防的。首先，应注意补充水分。夏季人体水分挥发较快、较多，不能等口渴了再喝水，应随时补充。汁液会带走身体中的一些微量元素，补水可以喝些盐开水。其次，要补充足够的蛋白质，如鱼、肉、蛋、奶和豆类。再次，多吃具有防暑作用的新鲜蔬果，如哈密瓜、西红柿、西瓜、苦瓜等。最后，外出时一定要备好遮阳帽、防晒霜等防晒用具，上午10点至下午4点期间最好不要在烈日下行走。

痛风

痛风又称高尿酸血症，是因嘌呤代谢紊乱及尿酸排泄减少所引起的一组内分泌系统疾病，可分为原发性和继发性两大类。

痛风为嘌呤代谢紊乱所引起的疾病。人体嘌呤来源有饮食和体内合成，嘌呤及代谢产物尿酸自肾脏排出体外。当体内嘌呤基产生过多，超过肾脏排泄能力时，尿酸就会在血液及组织内聚集，并可沉着于关节、结缔组织及肾脏，引起这些部位的炎症变化，也可以尿酸钠盐结晶析出，形成特征性痛风结石或尿路结石。痛风急性期，通常症状为急性间歇性痛风性关节炎，起病急剧，24～48小时达高峰，常累及关节，多有红、肿、痛、热症状，可伴头痛、发热、白细胞增高等全身症状，持续数日至数周后自行缓解，关节活动可完全恢复。慢性期患者关节肿大、畸形及僵硬，约半数患者有痛风史。痛风防治偏方秘方有以下几种。

消痛饮

当归、防风各12克，牛膝、防己、钩藤各15克，泽泻、赤芍各18克，忍冬藤25克，木瓜25克，桑枝30克，甘草5克。水煎取药汁。每日1剂，分2次服用。本品活血、通络、止痛，适用于痛风。

防风

四妙丸

苍术15克，川牛膝、板蓝根、黄柏各12克，薏苡仁30克，金银花、土茯苓各20克，山慈姑10克，熟大黄6克。水煎取药汁。每日1剂，分2次服用。本品清热化湿，宣痹止痛，适用于痛风之湿热痹阻证。

苍术　　川牛膝　　板蓝根

慈军散

山慈姑、生大黄、水蛭各200克，玄明粉300克，甘遂100克。上药研成细末，装瓶备用。取药末3～5克，以薄荷油调匀，外敷患处。隔日1次。本品清热活血，除湿通络，适用于痛风。

黄柏　　薏苡仁　　金银花

土茯苓　　山慈姑　　熟大黄

二藤苍术荆芥汤

忍冬藤、鸡血藤各50克，苍术、荆芥、防风、独活、羌活、桂枝、秦艽、威灵仙、牛膝、当归、川芎、赤芍各15克，乳香、没药、附子、川乌各5克。水煎取药汁。每日1剂，分2次服用。本品活血化瘀，通络止痛，适用于痛风性关节炎。

羌活汤

羌活、茯苓、当归各12克，苍术、半夏、陈皮各10克，黄芩、赤芍各15克，香附、木香各9克，甘草6克。上药水煎2次，每次加水500毫升，煎取药汁150毫升，共煎汁300毫升，混匀两汁备用。每日1剂，分2次服用，2周为1个疗程。本方清热利湿，行气止痛，适用于急性痛风性关节炎。

养生知识

痛风患者的饮食原则

痛风患者首当忌食含嘌呤多的食物；痛风者体内尿酸产生过多，为控制病情，宜食用具有利尿作用的饮食；因尿酸在碱性液体中易于溶解并排出体外，而在酸性溶液中易发生沉淀而加重病情，因此，宜食用些碱性食物；宜多饮水和食用含水多的饮食，以增加排尿量，促进尿酸排泄，防止形成尿酸结石；也可多食用含维生素C、维生素B₁、钾盐较多的瓜果蔬菜。忌食用高能量和高脂肪饮食，防止体重过重和肥胖。急性期痛风多属中医"热痹"范畴，症状为关节红肿热痛，宜食用具有清热凉血、消肿止痛作用的食物，忌食用辛辣刺激性食物和温热性食物，更忌烟酒。

肥胖

肥胖是一种营养障碍性疾病，表现为体内脂肪（主要指甘油三酯）积聚过多或脂肪组织与其他软组织的比例过高。无明显病因者称单纯性肥胖，有明确病因者为继发性肥胖。肥胖症病因复杂，由遗传与环境因素相互作用所致。肥胖的发病率尚难以确定，随着人民生活水平不断提高，其发病率也迅速增加。肥胖可见于任何年龄，多见于40～50岁，女多于男。女性脂肪分布以腹、臀部及四肢为主，男性以颈及躯干为主。一般轻、中度肥胖无明显自觉症状，但潜伏糖尿病、动脉粥样硬化、冠心病、骨关节炎、痛风、胆石症以及对应的功能低下，不能抵抗各种感染，不能耐受麻醉、手术等许多并发症。肥胖症的治疗须坚持严格的饮食管理和加强锻炼，而预防比治疗更为重要和有效。

肥胖症状表现在以下方面。低换气综合征：气促、脉快、无力、易倦、嗜睡、发绀，二氧化碳分压升高，氧分压、动脉氧饱和度下降。肥胖症的并发症：高脂血症、糖尿病、动脉粥样硬化及冠心病、高血压、胆石症、脂肪肝、骨关节炎。内分泌代谢紊乱：高胰岛素血症、糖耐量降低，女性不孕、闭经，男性阳痿，怕热、多汗。

治疗肥胖必须坚持四原则：合理饮食，减少热量摄入；体育锻炼，增加机体热量消耗；辅助药物治疗；治疗过程必须持之以恒。需要强调的是，对肥胖的治疗必须个体化，应根据病人完整的家族史、环境因素、饮食习惯、食欲和体力活动强度以及并发症的情况来决定，盲目偏信各种减肥药以及不合理的禁食都是有害而无利的。肥胖的防治偏方秘方有以下几种。

清宫仙药茶

上等茶叶3克，紫苏叶、石菖蒲、泽泻、山楂各12克。后4味研粗末，与茶叶混合，收贮备用。每次适量，开水泡，当茶饮。本品消脂减肥，适用于单纯性肥胖症，兼治高脂血症。

荷叶泽泻煎

荷叶、白术各12克，泽泻、茯苓、草决明、薏苡仁、防己各15克，陈皮10克。上药加水煎2次，混合两煎所得的药汁。每日1剂，分3次服，一般连续用药15～45日。本方消脂瘦身，适用于单纯性肥胖。

首乌槐角茶

槐角、冬瓜皮各18克，何首乌30克，山楂肉15克，乌龙茶3克。将前4味中药共煎，去渣取汁，以药汁泡乌龙茶。代茶饮用。本方消脂减肥，适用于肥胖症。

黑白牵牛子首乌丸

黑白牵牛子10～30克，泽泻、白术、炒决明子各10克，山楂、制何首乌各20克。上药研成细末，炼蜜为丸如梧桐子大，备用。口服，早晚各服20～30粒。本品减肥去脂，消食化瘀，适用于肥胖症。

牵牛子　　泽泻　　白术

炒决明子　　山楂　　制何首乌

轻身散

黄芪30克，党参、苍术、丹参、山楂、大黄、海藻、荷叶各15克，白术、柴胡、陈皮、姜黄、泽泻、决明子各10克。水煎取汁。每日1剂，分3次服用，早中晚饭前半小时各服1次，1个月为1个疗程，以2～3个疗程为佳。本方活血理气，通腑导滞，降浊化饮，适用于肥胖症。

山楂槐花饮

山楂30克，槐花5克，草决明10克，荷叶15克，白糖少许。上药水煎，待山楂将烂时，将其用汤勺碾碎，再煮10分钟，滤渣取汁，加入白糖即成。代茶频饮。本方降脂减肥，适用于肥胖症。

轻身1号

黄芪、何首乌、茵陈、水牛角各15克，防己、白芷、川芎各9克，泽泻、山楂各10克，丹参20克，淫羊藿6克，生大黄3克。水煎取药汁。每日1剂，分2次服用。本方化湿利尿，活血祛瘀，健脾消积，行气通经，适用于单纯性肥胖症。

养生知识

减肥时四种食物不能吃

要想减肥成功，二类比较常见的食物最好不吃。

第一是可乐。一瓶600毫升的可乐含有1172千焦左右的热量，等于2碗米饭的热量。如果一个人每天都喝一瓶可乐的话，一年下来就会增肥10千克。可乐的口味还会刺激人比平时进食更多的食物，所以经常喝可乐的人多发胖，腰、腹、腿等部位堆积大量的脂肪。

第二是巧克力制品。巧克力含有大量的热量，六小片巧克力饼干所含有的热量较可能超过1256千焦，连续吃一年的话，会让人增重近15千克。

第三是啤酒。啤酒有"液体面包"之称，含有大量的热量，常喝会让人发胖，特别容易出现"将军肚"。

糖尿病

糖尿病是常见的内分泌代谢病之一，是指血中胰岛素绝对或相对不足，导致血糖过高，出现糖尿，进而引起脂肪和蛋白质代谢紊乱。

总结发现，糖尿病的典型症状为"三多、一少、二高"。

"三多"是指食多、饮多、尿多。食多，患者常有饥饿感，饭量是自己未患病前的1倍以上；饮多，患者常感口干烦渴，一天喝四五壶开水；尿多，患者排尿多，喝下的水不久便全部排出。正常人每日尿量不超过2000毫升，糖尿病患者的尿量会大于这个数值。

"一少"是指体重减少。正常人吃得多，体重一般会增加，可是糖尿病患者却恰恰相反，他们的体重不断减轻，一年内体重会减10~20公斤。随着身体的消瘦，患者体力下降，常觉全身疲倦乏力。

"二高"是指血糖高和尿糖高。血糖高，指患者血液中含糖量（称血糖）超过正常值（人体的血糖正常值是5.83毫摩/升）。尿糖高，指患者排出的尿液中含葡萄糖量（称尿糖）超过正常值。正常人每日24小时排出的尿液中含葡萄糖总量为32~93毫克。

糖尿病至今还无法治愈，有"不死的癌症"之称。随着病情的加重，一些患者常发生酮症酸中毒等急性并发症或血管、神经等慢性并发症。

中医将糖尿病称为消渴病，显然病是根据糖尿病的典型症状来命名的。目前，中医总结了许多治疗此病的方法，具体如下。

降糖汤

黄芪、生地黄、山药、玄参各30克，丹参、苍术各20克，赤芍、枸杞子各15克。上药加水煎2次，每次用小火慢煎，取药汁200毫升，两煎药液混合共400毫升。每日1剂，每日服2次，每次服200毫升，30日为1个疗程。本方益气健脾，养阴滋肾，活血化瘀，适用于糖尿病，调理尿糖代谢。

养阴化瘀汤

丹参、党参、玄参、天花粉、山药、山茱萸各20克，红花、赤芍、桃仁、苍术各10克，川芎5克。上药加水煎2次，用小火慢煎，每次煎取药汁150毫升，混合两次所得药液共300毫升。每日1剂，上下午各服150毫升，连服30日为1个疗程。本方益气养阴，活血化瘀，适用于糖尿病。

党参

花粉山药知母汤

天花粉、知母各30克，山药50克，五味子、玄参、麦冬、天冬各15克，生地黄、鸡内金各20克。水煎取药汁。每日1剂，分2次服用。本方生津止渴，固本培元，适用于老年糖尿病。

养肝明目汤

生地黄、熟地黄、芡实各20克，天花粉、知母、麦冬、天冬、女贞子、五味子各10克，山药、沙参、黄精、玄参、石斛、枸杞子、台参（五台山党参）各15克。水煎取药汁。每日1剂，分2次服用。本方滋阴养肝，明目化瘀，适用于糖尿病并发白内障。

天花粉

知母

淮山药

五味子

玄参

麦冬

天冬

生地黄

鸡内金

养生知识

糖尿病患者用药禁忌

糖尿病患者不是什么药都能吃，下面这些药就应忌用。

1.糖皮质激素类。如泼尼松、地塞米松、氢化可的松、倍他米松、醋酸可的松和曲安西龙等。这些药能增加肝糖原形成和糖新生，从而对抗胰岛素和口服降糖药的作用。

2.避孕药。包括雌激素和黄体酮样衍生物。这些药具有升高血糖和减少糖耐量的作用，因此，患糖尿病的育龄女性不能服用这类药避孕。

3.甲状腺激素类药、依他尼酸、呋塞米、氨苯喋啶、氯噻酮、大剂量烟酸及吩噻嗪类药（如氯丙嗪、氯普噻吨、奋乃静及异丙嗪等）。这些药具有升高血糖和对抗降糖药的作用。

4.异烟肼与磺酰脲类降糖药不能合用，否则出现糖尿和高血糖，甚至产生不可逆的糖尿病。

5.氯霉素与胰岛素和磺酰脲类口服降糖药不能合用，可引起低血糖。

6.忌用四环素、苯丙酸诺龙、单胺氧化酶抑制剂（如帕吉林等）。这些药都能增强降糖药的作用，导致低血糖。

7.忌用降血脂药如氯贝西酯（又称冠心平）、降脂酰胺等，不能与磺酰脲类药合用。

8.水杨酸类药物（如阿司匹林）、保泰松、磺胺异恶唑不能与磺酰脲类药和甲苯磺丁脲合用。

9.甲基多巴与口服降糖药合用可加重血质不调。

10.四环素类药物禁与苯乙双胍合用，否则产生乳酸酸中毒，甚至死亡。

甲状腺肿

甲状腺是人体最大的内分泌腺，包裹在气管的前面。如果甲状腺肿了，就会压迫到邻近的组织。症状轻者，无法用肉眼看出来，用手摸才能发现。症状重者，脖子会变得粗大，让人触目惊心，故一些人把甲状腺肿大称为"大脖子病"。甲状腺肿分为两种，一种是单纯性的，即由人体缺乏碘引起的；另一种是散发性的，是由多种疾病引起，如甲状腺功能亢进。甲状腺肿的防治偏方秘方有以下几种。

四海舒郁汤

柴胡、陈皮、枳壳各9克，昆布、黄药子、海藻各12克，青木香6克，制香附、厚朴各10克，半夏3克，海螵蛸、海蛤壳各15克。水煎取药汁。每日1剂，分2次服用。本品疏肝理气，解郁消肿，适用于甲状腺肿。

加味逍遥散

当归、柴胡、茯苓各15克，昆布、海藻、赤芍各20克，焦白术、青皮、陈皮、郁金各12克，枳实8克，牡蛎30克。水煎取药汁。每日1剂，分2次口服，10日为1个疗程。本品疏肝理气，健脾化痰，活血消瘿，适用于甲状腺肿。

当归

散瘿消瘤汤

柴胡、昆布、海藻各12克，川贝母、青皮、香附、赤芍、川芎、当归、延胡索、黄药子、制乳香、没药各9克，三棱、莪术各8克。水煎药汁。每日1剂，分2次服用。本方疏肝理气，活血化瘀，化痰散结，适用于甲状腺肿。

消瘿丸

香附20克，玄参、丹参、贝母各60克，紫草120克，夏枯草、白芷各30克，干姜15克。用上药共为极细末，水泛或炼蜜为丸。每服6克，每日2次。本品理气解毒，化痰活血，适用于甲状腺肿。

二子消痰汤

芥子、牛蒡子各20克，夏枯草、浙贝母、玄参各15克，连翘、川芎、当归、陈皮、香附各10克，牡蛎30克（先煎），甘草6克。水煎取药汁。每日1剂，分2次服用，15剂为1个疗程。本方消痰散结，理气化痰，清热消肿，适用于甲状腺肿。

白芥子

养生知识

会诱发甲状腺肿的蔬菜

一些蔬菜会诱发甲状腺肿，它们是以下几类。

萝卜：萝卜中含有硫脲类的致甲状腺肿的物质，久食可能引起甲状腺肿。

卷心菜：卷心菜中含有氰化物，其能影响甲状腺激素的合成，继而引起甲状腺代偿性增大。所以，卷心菜不能过量吃。

马铃薯：马铃薯中也含有氰化物，这种东西进入人体后，会阻碍甲状腺摄取碘，从而引起人的甲状腺肿。

大豆：大豆进入人体后，在肠道内消化过程中会妨碍肠道吸收甲状腺激素，造成甲状腺激素过多地排出体外，从而导致人体甲状腺激素不足，甲状腺因此发病。所以，大豆也不宜久食。

豌豆：豌豆进入人体后，可产生一种5-乙烯-2-硫氧氮五环的物质，它可作用于甲状腺，致甲状腺肿。

第七章

泌尿生殖系统疾病的防治偏方秘方

遗尿症

遗尿症可简单地称为尿床，可分为两种情况：一种是神经功能不协调所致，单纯性地尿床，并没有其他器官性病变，即原发性（功能性）遗尿症；另一种是有其他器官性病变，如脑外伤、脑膜炎、泌尿系统器官病变等，致使人在清醒状态下将尿液排泄在床上，或者排泄在衣物及其他不宜排放的地方，即继发性（器质性）遗尿症。

遗尿症常见老人和小儿。小儿尿床是最常见的。3岁以上的小儿，如果每天晚上睡觉时自己不能控制小便，总要自遗1～3次，且经年累月不愈，即可诊断为遗尿症。儿童遗尿，多为先天肾气不足、下元虚冷所致。本病的防治偏方秘方有以下几种。

芡实金樱子饮

芡实50克，金樱子20克。将金樱子煮汁100毫升，加入芡实和适量水，用大火烧沸后转用小火熬煮。每日1剂，分2次服用，温热食用。本品固肾缩尿，益肾固精健脾，适用于小儿肾虚遗尿及成人遗精、老年小便失禁等。

玉竹饮

玉竹50克。将鲜玉竹洗净，加水煎取药汁。每日1剂，分2次服用。本方补肺健脾，益气缩尿，适用于脾肺气虚之小儿遗尿。

遗尿方

菟丝子、黄芪、山药各15克，覆盆子、乌药各10克，石菖蒲、远志、柴胡各6克，甘草3克。水煎取药汁。每日1剂，分2次服用，10日为1个疗程，连服1～3个疗程。本方温肾固摄，补脾益肺，适用于原发性遗尿症。

止遗方

桑螵蛸、金樱子、芡实、益智、乌药、石菖蒲各12克，山药30克。水煎取药汁。每日1剂，连服7～14日。本方培元补肾，健脾益气，敛肺缩尿，醒脑开窍，适用于遗尿。

外敷止遗方

益智、肉桂、乌药、黄芪、五倍子、山药各10克，醋适量。上药共研细末，混合均

金樱子

匀，装瓶密封以备用；每次取10克，临睡前用食醋调成糊状备用。以药贴肚脐，用胶布固定即可，24小时更换1次，连敷5次；然后隔日敷脐1次，每次24小时后取下，再敷5次；然后每周敷脐2次，每次24小时后取下，敷2周以巩固疗效。本方温补固涩，适用于遗尿。

二至交泰汤

女贞子、墨旱莲、远志、桑螵蛸各15克，肉桂6克，黄连9克，菖蒲10克。水煎取药汁。每日1剂，早晚分服，连服8周。本品交通心肾，养血安神，补肾固摄，适用于遗尿。

夜尿警觉汤

党参、益智各12克，石菖蒲、麻黄各9克，桑螵蛸15克，乌药、补骨脂、薏苡仁各8克。水煎取药汁。每日1剂，分2次服用，连服7～14日。本品温补肾阳，健脾益气化湿，适用于遗尿。

参蛸汤

人参、莲米各10克，桑螵蛸30克，覆盆子、大枣各20克，益智、山茱萸、山药、杜仲各15克。水煎取药汁。每日1剂，分3次服用，10日为1个疗程，连续治疗2～5个疗程。本品益气温阳，固摄止遗，适用于原发性遗尿症。

人参　　　莲米　　　桑螵蛸

覆盆子　　大枣　　　益智仁

山茱萸　　山药　　　杜仲

遗尿停

黄芪3～15克，麻黄、五味子、陈皮各3～10克，炒山药5～30克，菖蒲、桂枝、远志各2～10克，桑螵蛸、益智、焦栀子各2～8克。上药加水煎2次，混合两煎所得药汁备用。每日1剂，分2次服用，2周为1个疗程。本方健脾补肾，涤痰开窍，适用于遗尿症。

外敷遗尿停

桑螵蛸、益智、覆盆子、五倍子各5克，冰片3克。上药研细末，混合后用醋调。敷于脐部，用纱布覆盖，胶布固定24小时后换1次，20日为1个疗程。本方固摄肾气，补益肾元，适用于遗尿。

麻黄益智肉桂饼

麻黄3克，益智、肉桂各1.5克，食醋适量。把以上前3味共研细末，每次取药末3克，用醋调成饼状，备用。将药饼敷于脐部，用胶布固定，36小时后取下，隔12小时再敷药，连用3次，然后每隔1周用药填脐1次，连续2次巩固疗效。本方温肾助阳，固精止遗，适用于小儿遗尿。

缩尿散

五倍子5克，五味子2.5克，菟丝子7.5克，米醋适量。将以上前3味共研细末，用醋调成糊状，备用。将药糊敷于脐部，然后用消毒纱布包扎，再用胶布固定，次日早晨取下。本品固精缩尿，适用于小儿遗尿。

五倍子

葱白硫黄散

连须葱白2根，硫黄30克。用以上2味共捣烂，备用。敷于脐部，然后用消毒纱布包扎，8～10小时后去药。本品温阳缩尿，适用于下元虚冷而无器质性原因的小儿遗尿症。

遗尿散

党参、桑螵蛸、石菖蒲各10克，黄芪12克，炙甘草6克，升麻3克，金樱子、山药各20克，乌药15克。水煎取药汁。每日1剂，分2次服用，连服10～20日。本品益气培元，固涩止溺，适用于遗尿。

姜附补骨脂膏

炮附子6克，补骨脂12克，生姜30克。把以上前2味共研细末，生姜捣烂为泥，与药末调成膏状，备用。敷于脐部，然后用消毒纱布覆盖，再用胶布固定，5日换药1次。本品温肾壮阳，固精缩尿，适用于下元虚寒型小儿遗尿，症见面色苍白、恶寒肢冷、腰腿酸软、小便清长而频、舌质淡、脉沉迟无力等。

炮附子

补骨脂

生姜

缩尿汤

桑螵蛸6克，益智、覆盆子、杜仲、补骨脂、菟丝子、党参各10克，辛夷5克，黄芪15克。水煎取药汁。以上为10～15岁小儿量，10岁以内减半；水煎服。消化不良加焦三仙各10克，莱菔子10克。本方补肾缩尿，升提醒脑，适用于功能性遗尿。

桑螵蛸　　　益智仁　　　覆盆子

杜仲　　　补骨脂　　　菟丝子

龙骨散

龙骨15克，米醋适量。取龙骨用火煅后研末，再用米醋调为糊状，备用。敷于脐部，然后用消毒纱布覆盖，再用胶布固定，每日换药1次，连用5～7日。本品涩精缩尿，适用于小儿遗尿。

党参　　　辛夷　　　黄芪

香桂二子散

丁香、肉桂、五倍子、五味子、补骨脂各30克。用以上5味共研细末，每次取药末适量，用白酒调成糊，备用。敷于脐部，然后用消毒纱布覆盖，再用胶布固定，每晚换药1次。本品补脾肾，止遗尿，适用于脾肺气虚、下元虚冷所致的小儿遗尿。

黑胡椒散

黑胡椒粉适量。将黑胡椒研成粉，备用。敷于脐部，然后用伤湿止痛膏固定，每日换药1次，7日为1个疗程，一般用药1～3个疗程。本方温肾止遗，适用于非器质性的小儿遗尿。

养生知识

老年人尿失禁防治三方

老年人，在咳嗽、打喷嚏、大笑或屏气用力等加大腹压动作时，常有少量尿液控制不住流到裤子上。这种现象就叫尿失禁。尿失禁对老年女性危害尤大，常会导致生殖器官被细菌感染，引发阴道炎等病变。防治尿失禁，有三个小方法。

方法一：下蹲。每日2～3次，每次10分钟。下蹲速度、频率以个人承受力为度。

方法二：提肛。屏气时提收会阴，此动作要持续数秒钟；呼气时放松肛门。收放动作反复进行，坚持10分钟，每日2～3遍。

方法三：中断小便。排小便时有意识地中断，然后再继续排尿。

前列腺增生

前列腺增生是老年男性常见疾病，65岁以上的男性，有70%的人患有不同程度的前列腺增生症。前列腺位于膀胱的下方，大小和形状如栗子，当它增生时，体积会膨胀，如鸡蛋般大。膨胀过程中，会对其上方的膀胱底部及尿道形成挤压，使尿道变狭、拉长和弯曲，引起尿道阻塞，临床上表现为尿频、尿急、夜间尿次增加和排尿费力等症状，并能导致泌尿系统感染、膀胱结石和血尿等并发症。目前，西医对前列腺增生的致病原因还不清楚，一般认为与内分泌失调有关。中医所说的"癃闭"指的就是前列腺增生，其发病与三焦失常有关，治疗原则为补肾温阳，滋阴润肺，清热利水，活血化瘀。常见的防治偏方秘方有以下几种。

三黄桂甲汤

黄芪、生地黄各30克，党参、车前子各20克，穿山甲、王不留行、赤芍各15克，大黄（后下）10克，升麻、柴胡各6克，琥珀末（冲服）5克，肉桂（冲焗）3克。上药加水煎2次，首煎前先将药材浸泡半个小时；混合两煎所得药汁，备用。每日1剂，分上下午服用，10剂为1个疗程。本方益气健脾，滋阴温阳，宣肺清热，活血化瘀，适用于前列腺增生所致的排尿困难、尿潴留。

启癃汤

肉苁蓉30克，泽泻20克，当归、王不留行、炮山甲、牛膝、车前子各15克，黄柏、大黄（后下）、知母、枳壳、淫羊藿、石菖蒲各10克，桔梗6克，琥珀末（冲服）5克，肉桂（冲焗）3克。上药加水煎2次，首煎前先将药材浸泡半个小时；混合两煎所得药汁，备用。每日1剂，分上下午服用。本方补肾温阳，清热泻火，宣肺利水，活血化瘀，适用于前列腺增生症。

老人癃闭汤

党参24克，黄芪30克，茯苓、萆薢、王不留行各12克，莲子18克，车前子15克，吴茱萸5克，肉桂、白果、甘草各9克。水煎取药汁。每日1剂，分2次服用。本方益气健脾，温肾补阳，涩利同用，适用于老年前列腺增生。

肉苁蓉

保元通闭汤

生黄芪100克，滑石、琥珀各30克。生黄芪、滑石2味加水先煎，煎2次，取两煎所得药液和匀，再将琥珀研粉兑入，即成。每日1剂，分2次空腹服下。本方益气扶正，祛瘀通闭，适用于前列腺增生。

生黄芪　　　滑石　　　琥珀

补肾祛瘀汤

菟丝子、山茱萸、王不留行、覆盆子、牛膝各15克，牡蛎（先煎）30克，黄柏10克，肉桂（冲焗）3克。上药加水煎2次，每次小火煎取药汁150毫升，混合两次所得药汁共300毫升。每日1剂，分2次服用。本方补肾祛瘀，清热活血，适用于前列腺增生。

菟丝子

理冲汤

黄芪、天花粉各30克，党参、白术、山药、知母、三棱、莪术、鸡内金、威灵仙各15克，水蛭10克。上药加水煎2次，首煎加水500毫升，浸泡诸药半小时后用小火煎取药汁150毫升；二煎加水400毫升，以小火煎取药汁150毫升；混合两煎所得药液。每日1剂，分2次服，30日为1个疗程。本方补气健脾，补肾和胃，祛风通阳，行血破瘀，适用于前列腺增生症。

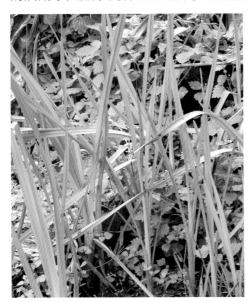

三棱

通腑治癃汤

大黄30克，天花粉、芒硝、连翘各12克，枳实、栀子、甘草、黄连各9克，莱菔子24克，绿豆45克。水煎取药汁。每日1剂，内服。本方通腑治癃开闭，适用于前列腺增生。

知柏滋肾汤

知母20克，黄连、黄柏、炮甲粉

（分2次吞服）各12克，肉桂10克，鱼腥草、金银花、紫花地丁、千里光各30克。水煎取药汁。每日1剂，分2次服用。本方滋肾清热，解毒利湿，活血化瘀，适用于老年性前列腺增生。

茅根苁蓉饮

生黄芪10克，白茅根30克，肉苁蓉20克。上药加水1500毫升，用中火煮至800毫升，滤渣取汁。每日1剂，分2～3次服完。本方益肾祛瘀，止痛消炎，适用于前列腺增生，症见小便淋沥涩痛、血尿、便秘等。

贝母汤

贝母、苦参、党参各25克。水煎取药汁。每日1剂，分2次服用。本方化痰软坚，益气通尿，适用于前列腺增生，症见排尿困难。

贝母　　　　　苦参　　　　　党参

祛瘀利水汤

赤芍、桃仁、甘草、石见穿、炮穿山甲、大黄（后下）各10克，海金沙20克，琥珀末（冲服）5克。上药加水煎2次，混合两煎所得药汁。每日1剂，分上、下午服，20日为1个疗程。本方祛瘀利水，活血清热，适用于前列腺增生，症见排尿困难。

养生知识

前列腺增生患者不宜久坐

人端坐时，重心落于前列腺的位置，坐的时间久了，前列腺必然承受体重压力。普通人这时还可以承受，但是前列腺增生的患者就有大碍了，因为增生的前列腺会被迫向尿道管扩张，压迫尿道，造成排尿困难甚至闭尿。所以，前列腺患者在久坐时，可有意识地晃动身体，让身体重心移向左臀部或右臀部，左右臀适当轮换。

前列腺癌

前列腺癌是发生于前列腺腺体的恶性肿瘤，是男性泌尿系统的常见肿瘤。本病早期症状和体征多不明显，有些癌瘤长期处于潜伏状态。临床症状一旦出现，则多属晚期，且多数发展迅速。主要症状有排尿障碍，尿流变细或尿流偏歪或尿流分叉、尿程延长、尿急、尿痛、尿意未尽感，严重时尿滴沥，发生慢性尿猪留。腰与后背疼痛，也可导致坐骨神经痛，可向会阴部或直肠部放射，晚期疼痛剧烈难忍。本病在治疗上应争取早期手术。1、2期可根除，3期只可姑息切除。内分泌治疗可缩小瘤体，减轻症状。不适宜手术者放射疗法有一定疗效。也可用化学疗法及冷冻疗法。本病的防治偏方秘方有以下几种。

女贞子皂刺汤

女贞子、菟丝子、莪术、胆南星各15克，皂刺、红花、穿山甲、露蜂房各10克，夏枯草、丹参各30克，猪牙皂6克，酒地龙、猪苓、龙葵各20克。水煎取药汁。每日1剂，分2次服用。本方通经活血，软坚散结，适用于前列腺癌。

女贞旱莲草汤

女贞子、莪术、海藻、土茯苓、夏枯草、地龙各30克，墨旱莲、菟丝子、青蒿、三棱各15克，炙鳖甲20克，土鳖虫、僵蚕各12克，炙马钱子0.3克。水煎取药汁。每日1剂，分2次服用。本方补气，活血，通经，适用于前列腺癌。

女贞子

太子参半枝莲汤

太子参20克，白花蛇舌草、半枝莲、金钱草、蜀羊泉、白茅根各30克，生地榆、血余炭各10克，生甘草5克。水煎取药汁。每日1剂，分2次服用。本方滋肾阴，清湿热，化瘀毒，凉血止血，适用于前列腺癌。

太子参　　白花蛇舌草　　半枝莲

金钱草　　蜀羊泉　　白茅根

生地榆　　血余炭　　生甘草

射干黄芪汤

射干30克，黄芪20克，蒲公英、仙鹤草、蜀羊泉各25克，琥珀5克（冲）。水煎取药汁。每日1剂，分2次服用。本品清热解毒，益气利湿，适用于前列腺癌。

野葡萄根饮

野葡萄根30～60克。将野葡萄根用水洗一下，放入砂锅中，加水煎汤。代茶饮，每日1剂。本品抗癌，适用于前列腺癌。

黄芪补骨脂汤

生黄芪18克，黄精、补骨脂、山药、益智、牡丹皮、茯苓、枸杞子各12克，女贞子、淫羊藿、党参各15克，白术、泽泻、太子参各10克，熟地黄16克，麦冬9克，甘草3克。水煎取药汁。每日1剂，分2次服用。本方益气补气，壮阳化水，适用于前列腺癌。

黄芪山甲土茯苓汤

生黄芪、穿山甲、土茯苓、白花蛇舌草各15克，党参、淫羊藿、枸杞子、制何首乌、牛膝、重楼、杭白芍各12克，肉苁蓉、巴戟天、制大黄、知母、炙甘草各6克，炒黄柏10克。水煎取药汁。每日1剂，分2次服用。本方益气补肾，化湿通络，适用于前列腺癌早期。

土鳖虫归参汤

土鳖虫、白花蛇舌草、当归、丹参、徐长卿各10克，露蜂房、炙甘草各6克，乳香、地龙、没药各9克，蜈蚣3克，党参、黄芪各12克，熟地黄、鸡血藤各15克。水煎取药汁。每日1剂，分2次服用。本方活血通络，益气解毒，适用于前列腺癌骨转移疼痛者。

海藻皂刺莪术汤

海藻、夏枯草各20克，皂刺、山慈姑、乌药各10克，莪术15克，木通6克，琥珀粉（冲服）1.5克。水煎取药汁。每日1剂，分2次服用。本方活血化瘀，清热散结，适用于前列腺癌湿热夹瘀者。

白花蛇舌草萹蓄汤

白花蛇舌草、半枝莲、滑石各30克，栀子、车前子、薏苡仁各15克，黄柏、泽泻、木通、瞿麦、萹蓄各10克，甘草6克。水煎取药汁。每日1剂，分2次服用。本方清热利湿，解毒散结，适用于湿热下注型前列腺癌。

三子知母汤

女贞子、夏枯草、覆盆子、菟丝子、三棱各30克，生、炙黄芪各15克，龙葵、酒地龙、知母、蜂房各15克，黄柏、穿山甲各10克，莪术20克，土鳖虫4克。水煎取药汁。每日1剂，分2次服用。本方益气养阴，破瘀散结，适用于前列腺癌。

太子参芪归汤

太子参、当归、白芍、柏子仁、枣仁各12克，半枝莲、黄芪各15克，女贞子、枸杞子、猪苓各20克，白花蛇舌草30克，焦三仙、生甘草各10克，夏枯草20克，山慈姑3克。水煎取药汁。每日1剂，分2次服用。本方益气养阴，活血化瘀，适用于前列腺癌。

孩儿参

参芪蓉仙汤

生黄芪、穿山甲、土茯苓、白花蛇舌草各15克，党参、淫羊藿、枸杞子、制何首乌、牛膝、重楼、白芍各12克，制大黄、肉苁蓉、巴戟天、甘草（炙）、知母各6克，黄柏（炒）10克。水煎取药汁。口服，每日1剂。本方益气补肾，行气散结，适用于前列腺癌，属脾肾两虚、瘀血内结证。

瞿麦饮

瞿麦60～120克。将瞿麦用水洗一下，放入砂锅中，加水煎汤。代茶饮，每日1剂。本品抗癌，适用于前列腺癌。

葡萄根土茯苓饮

葡萄根、半边莲、土茯苓各30克，白花蛇舌草30～60克。将葡萄根、白花蛇舌草、半边莲、土茯苓用水洗一下，放入砂锅中，加水煎汤。代茶饮，每日1剂。本品抗癌，适用于前列腺癌。

肿节风饮

肿节风60克。将肿节风用水洗一下，放入砂锅中，加水煎汤。代茶饮，每日1剂。本方抗癌消肿，适用于前列腺癌。

马鞭草饮

马鞭草60克。将马鞭草用水洗一下，放入砂锅中，加水煎汤。代茶饮，每日1剂。本方清热解毒，适用于前列腺癌。

马鞭草

养生知识

预防前列腺癌的几个小方法

方法一：多吃葱蒜。研究表明，每天吃10克以上大蒜或葱的人，比每天吃大蒜或葱少于2克的人患前列腺癌的风险降低50%。

方法二：适量喝红酒。每天一杯红酒，可有效地抵制前列腺癌细胞的生长。

方法三：游泳。每天游泳30分钟，人体免疫力会大大提高，且能够促进前列腺组织的血液循环，有助于前列腺炎的消退，降低前列腺癌的发病概率。

方法四：有规律的性生活。性生活有规律的人，患前列腺的概率要比无规律者小。另外，精液中含有一些致癌物质，常射精可将致癌物排出。

方法五：吃胡桃。胡桃可抑制前列腺癌细胞的生长和繁殖，常吃胡桃有益。另外，吃胡桃还可以预防乳腺癌和心脏病。

肾炎

肾炎是肾脏疾病中最常见的一种，指两侧肾脏出现非化脓性的炎性病变。根据病情发展的快慢，肾炎可分为急性肾炎、慢性肾炎两种。急性肾炎是乙型溶血性链球菌等致病源感染后引起的一种全身变态反应性疾病。临床上以全身浮肿、尿少、血尿、蛋白尿等为主要症状，可引起血压升高。慢性肾炎的临床症状表现为蛋白尿、血尿、水肿、高血压等，病程漫长，有的可达数十年之久，治疗困难，大多渐变为慢性肾功能衰竭，最终使肾受实质性损害，患者也会出现贫血、心衰等病症。

肾炎发病与其他疾病有很大的关系。临床调查显示，80%以上的急性肾炎患者在发病前1～3周患过急性扁桃体炎、急性咽炎、猩红热、上呼吸道感染、中耳炎等链球菌感染的疾病。这些疾病治疗不及时，致使链球菌及其产物在体内发生非正常免疫反应，从而对肾小球形成损害。

中医没有肾炎的叫法，将其归于水肿病，认为本病与肺、脾、肾三脏器有关，治疗时以健脾补肾、宣肺利水、清热祛湿为原则。

肥胖、糖尿病、遗传性疾病等患者是肾炎的高发人群。小儿也可发生肾炎，一般以急性肾炎较为多见。本病的防治偏方秘方有以下几种。

安肾汤

黄芪、薏苡仁、金钱草、金银花各30克，白术、枸杞子、菟丝子、茯苓、鸡血藤各20克，甘草、防风、蝉蜕各10克，麻黄5克。上药加水煎2次，混合两煎所得药汁。每日1剂，每日2次。本品宣肺气，健脾气，补肾气，适用于急性、慢性肾炎，症见水肿、蛋白尿、尿量减少。

黄芪薏苡仁汤

黄芪、薏苡仁、白茅根、白花蛇舌草、益母草各30克，白扁豆、茯苓、丹参各15克，白术、防己、黄柏、淫羊藿各10克。上药加水煎2次，混合两煎所得药汁备用。每日1剂，分

黄芪

上下午服用。本品健脾补肾，清热祛湿，活血化瘀，适用于慢性肾炎、肾病综合征。

解毒祛瘀利水方

金银花、蒲公英、白花蛇舌草、丹参、车前子、蝉蜕各10克，益母草、白茅根各15克，赤小豆30克。水煎取药汁。每日1剂，分2次服用。本方清热解毒，活血祛瘀，利水消肿，适用于急性肾炎。

金银花　蒲公英　白花蛇舌草

丹参　车前子　蝉蜕

益母草　白茅根　赤小豆

补气滋阴方

黄芪12~40克，党参12~15克，白茅根15克，麦冬、生地黄、地骨皮、玄参、炒白芍、阿胶、泽泻各6~12克。水煎取药汁。每日1剂，分2次服用。本方补虚扶正，益气滋阴，适用于急性肾炎。

参芪草汤

太子参、丹参各20克，黄芪、白花蛇舌草、益母草、车前草、白术、山药、生地黄、菟丝子、续断、泽泻各15克，甘草10克。上药加水煎2次，混合两煎所得药汁备用。每日1剂，分2次服用，3个月为1个疗程。本品扶正祛邪，固本消肿，适用于急性、慢性肾炎。

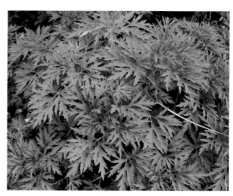

益母草

活血祛风汤

金银花、连翘、野菊花、赤芍各6~9克，淡竹叶4~6克，丹参、车前草各9~12克，白茅根12~15克，蝉蜕3~5克，生甘草3克。水煎2次，取药汁100~200毫升。每日1剂，分4次服用。本方清热活血，祛风行水，适用于急性肾炎。

地龙猪苓敷脐方

地龙、猪苓各30克，葱汁适量。取以上3味共捣为膏。敷于脐部，然后用消毒纱布覆盖，再用胶布固定，每日换药1次。本方清热利水消肿，适用于小儿肾炎。

健脾补肾汤

黄芪、山药、丹参、益母草各30克，山茱萸、茯苓、车前子、当归、枸杞子、杜仲、菟丝子、泽泻各15克。上药加水煎2次，混合两煎所得药汁备用。每日1剂，分上下午服用。本方补益脾肾，清利化浊，适用于慢性肾炎，症见水肿、蛋白尿、尿量少。

车前荔枝草饮

车前草30克，荔枝草15克，蜂蜜50毫升。将车前草、荔枝草分别洗净，共置锅内，加适量的水，煎浓，弃渣取汁，与蜂蜜调匀。每日1剂，1～2次服用完，连服10～15剂。本方清热利湿，适用于急性肾炎。

白茅根

赤小豆

车前子

玉米须

淮山药

连翘

茅根蝉苓汤

白茅根、赤小豆各10～30克，车前子6～10克，玉米须、山药、连翘、茯苓各10克，蝉蜕3～5克，甘草3克。水煎取药汁。每日1剂，分2次服用，4周为1个疗程。本方祛风清热解毒，健脾益气利水，适用于急性肾炎。

茯苓

蝉蜕

甘草

养生知识

慢性肾炎患者吃什么

慢性肾炎患者的饮食很重要。适当补充优质蛋白质，每日摄入60～70克为宜，糖类每日300～400克。慢性肾功能不全者应控制蛋白质摄入量，太多的话会导致血液中氮质增加，从而加重肾的负担，加速肾衰竭。

多食用含钠低的食物，如薏苡仁、粳米、面粉、丝瓜、黄瓜等。多食用富含无机盐和维生素的食物，因为含维生素A、维生素B_2、维生素C及铁丰富的食物对维持肾脏的健康均有作用。此外，宜多食含钙、磷丰富的食物，如绿叶蔬菜、虾皮等。

含钠高的食物，如盐、味精、酱菜、咸菜、咸蛋等应忌食。烈性调味品，如胡椒、芥末、辣椒等，也应忌食。过少尿、血钾增高的患者，应忌食榨菜、蘑菇、紫菜、苋菜、荸荠、香椿、鲜橙汁等含钾高的食物。

肾结石

肾结石，就是肾脏中长有结石，石头多形成于肾盂或肾盏，有时可排入输尿管和膀胱。肾结石最典型的症状就是腰部绞痛。绞痛通常发生在运动后或夜间，从一侧起，刀割似的，向下腹部、大腿内侧辐射，同时可伴有恶心呕吐、面色苍白等症状。另外，肾结石通常还会产生血尿、肾积水、发热等情况。

肾结石的形成原因很多，有遗传性因素、代谢性因素、饮食因素、药物因素等，发病机制也十分复杂。

中医把肾结石归于"淋证"范畴，因一些患者常可从尿道中排出小结石，所以称为石淋。治疗时，有清热、利湿、通淋、排石等多种方法。本病的防治偏方秘方有以下几种。

温阳利水汤

肉桂、吴茱萸各3克，补骨脂、续断各9克，泽泻、车前草各30克。上药加水煎2次，混合两煎所得药汁，备服。每日1剂，分2次服用，15日为1个疗程。本方温阳，利水，排石，适用于肾结石。

肉桂　吴茱萸　补骨脂

川续断　泽泻　车前草

猫须草汤

猫须草鲜品20克。上药洗净切片，水煎取汁。内服，每日3次。本方清热去湿，排石利水，适用于肾结石。

化瘀排石汤

三棱、莪术、赤芍各15克，穿山甲、皂角刺、川牛膝、青皮各9克，厚朴、乳香、没药各6克，金钱草30克。上药加水500毫升，煎至200毫升，取药汁。每日1剂，分2次饭后服用。本方活血化瘀，行气散结，利尿排石，适用于肾结石。

草珊瑚汤

草珊瑚30克。水煎取药汁。每日1剂，分2次服用。本方清热解毒，活血消肿，消炎止痛，适用于肾结石。

鸡内金方

鸡内金150克。将鸡内金焙干，研为细末备用。每日早晨空腹时，取鸡内金粉15克，以300毫升沸水冲泡，15分钟后饮用，顿服。喝完后，慢跑步，以助排石。本方理气化湿，通淋化石，适用于多发性肾结石。

八角金盘汤

八角金盘（研末，吞）、琥珀（研末，吞）、陈皮、甘草各5克，益母草15克，冬葵子、滑石各10克，芦根、赤小豆各30克。水煎取药汁。每日1剂，分2次服用。本方利湿化痰，活血消瘀，清热解毒，缓急止痛，适用于肾结石。

补肾消石汤

金钱草30克，石韦、王不留行、鸡内金各10克，续断、杜仲、滑石、牛膝各15克，琥珀末（冲服）3克。水煎取药汁。内服，每日1剂，20日为1个疗程。本方清热利尿，行气活血，适用于肾结石。

金钱草　　　　石韦　　　　王不留行

鸡内金　　　　川续断　　　　杜仲

二茴汤

八角茴香、小茴香各4.5克，大黄6克，金钱草（后下）18克，萹蓄30克。水煎取药汁。内服，每日1剂。本方理气止痛，清热去湿，消肿化石，适用于肾结石。

滑石　　　　牛膝　　　　琥珀

养生知识

肾结石患者要多运动、多喝水

肾结石症状轻者，可以通过多做运动来排石。跳跃是很好的运动方式，原地双脚跳跃5分钟，通过人体组织的震动，有利于将小块的肾结石排出体外。当然，肾结石重症者，特别是血尿者，就应减少运动，尤其是剧烈运动。剧烈运动可使结石在肾脏中晃动厉害，伤及肾脏。

肾结石患者一定要多喝水，喝水可以控制肾结石形成。特别是夏季，老人、高血压患者，都应多喝水，以防肾结石形成。喝水应喝白开水，不能以喝甜饮料代补水。甜饮料大量饮用后，反而会使尿中钙离子浓度、草酸含量和尿的酸度增加，诱发结石。

阳痿

阳痿，是性功能障碍之一，指性生活时阴茎无法勃起，或勃起不坚，无法完成正常的性交活动。男性勃起是一个复杂的活动，涉及大脑、激素、肌肉、神经、情感等多种因素，所以阳痿致病原因分为多种。不过，它所造成的伤害是一样的，会影响男性生育，给患者造成心理负担，给夫妻感情带来伤害，等等。本病的防治偏方秘方有以下几种。

补肾壮阳丸

人参、枸杞子、肉苁蓉、淫羊藿各30克。上药共研为极细末，炼蜜为丸，丸重约2克。每日2丸，分2次服用。本品补肾壮阳，适用于阳痿。

鲜淫羊藿汤

鲜淫羊藿200克。将鲜淫羊藿剪碎，烧干，加水煎取药汁。口服，每日3次。本品壮阳，适用于阳痿。

启痿灵

淫阳藿、肉桂、当归、仙茅各等份。上药共研为极细末，备用。先用水清洗阴部，擦干水，然后取1克药末均匀地搽阴茎、龟头；为了大范围均匀用药，搽药时须拉直阴茎；每日1次，10日为1个疗程。本方疏肝补肾，适用于肾气不足或肝气郁滞所致的阳痿。

淫羊藿

鹿茸散

鹿茸（去毛，涂酥，炙令微黄）60克，闹羊花（酒拌，炒令干）、韭菜子（微炒）、附子（炮裂，去皮、脐）、桂心、泽泻各30克。上药捣研为极细末，装瓶备用。空腹服用，每次用粥汤送服6克。本方温补肾阳，适用于阳痿。

壮阳起痿丸

潞党参、炒白术、枸杞子、冬虫夏草、熟地黄、阳起石、韭菜子各12克，炙鳖甲、炙龟板各30克，杜仲、制锁阳、淫羊藿、当归身、续断、肉苁蓉、补骨脂、炙甘草各9克，菟丝子15克。上药分别研成细末，然后混合在一起，炼蜜为丸，如梧桐子大，金铂为衣。每日3次，每次3～6克，1个月为1个疗程。本方益肾壮阳，适用于阳痿。

增精汤

蛇床子12克，淫羊藿、桑螵蛸各15克，九香虫6克，露蜂房10克，五味子20克。水煎取药汁。每隔2～3日服用1剂；服药后如果出现无力及头昏症状，立即停药。本方温肾壮阳，适用于阳痿。

蛇床子　　淫羊藿　　桑螵蛸

附桂汤

制附子、肉桂各3克，熟地黄12克，仙茅、枸杞子、白芍（酒炒）、当归、党参、巴戟天各9克，川芎、白术各6克，黄芪24克。水煎取药汁。每日1剂，分次服用。本方壮阳，适用于阳痿。

九香虫　　露蜂房　　五味子

黄芪附子汤

黄芪、制附子（先煎）、鹿衔草各30克，补脂骨12克，枸杞子20克，菟丝子、赤芍、川芎各10克，韭菜子、鹿角霜各6克。水煎取药汁。每日1剂，口服。本方壮阳，适用于阳痿和早泄。

菟丝地黄汤

菟丝子、熟地黄各30克，山茱萸、巴戟天各15克。水煎取药汁。每日1剂，分次服用。本方益肾壮阳，适用于阳痿。

蛤蚧汤

蛤蚧1对，海马、鹿茸各10克，枸杞子50克，丹参15克，五味子、淫羊藿各30克。上药洗净，泡入2500毫升白酒中，密封7日，取上清液即可饮用。每晚睡前饮药酒35毫升，2个月为1个疗程。本方壮阳，适用于阳痿。

蛤蚧

蜘蜂丸

花蜘蛛（微焙）30只，炙蜂房、紫河车、淫羊藿、肉苁蓉各60克，熟地黄

90克。上药共研为细末，炼蜜为丸，丸大小如绿豆。每次服用6～9克，早晚分用。本方滋阴壮阳，适用于阳痿。

赞育丹

熟地黄（蒸捣）、白术各250克，当归、枸杞子各180克，蛇床子（微炒）、制附子、肉桂各60克，山茱萸、仙茅（酒蒸1日）、肉苁蓉（酒洗，去甲）、巴戟天（甘草汤炒）、淫羊藿（羊脂拌炒）、杜仲（酒炒）、韭子（炒黄）各120克。上药共研为细末，炼蜜为丸。每次用温开水送服9克。本品温肾补阳，适用于阳痿。

枸芡莲药汤

枸杞子、芡实、莲子、山药各30克，山茱萸、覆盆子各12克，五味子10克。水煎取药汁。口服，每日1剂。本方壮阳，适用于阳痿、早泄。

韭菜子鸡内金粉

韭菜子60克，鸡内金30克。上药共研为极细末，装瓶备用。每次服用2克，每日2次。本方壮阳，适用于阳痿。

韭菜

养生知识

吃药也能致阳痿

一些人患上阳痿，会服食大量的药物来治疗。殊不知，有的药物不仅无法起到疗效，而且还可能加重阳痿。能引起阳痿的药物包括以下几类。

第一类，作用于心血管的药物。具有降压作用的利舍平、胍乙啶、甲基多巴，具有调节心脏功能的普萘洛尔、地高辛，具有利尿作用的氯噻嗪、螺内酯、呋塞米，等等。

第二类，激素类药物。如甲羟孕酮，它抵消了雄激素的作用。

第三类，镇静、麻醉、止痛类药物。例如：具有镇静催眠作用的氯氮草、地西泮；具有麻醉、止痛作用的吗啡、美沙酮、海洛因等，这些药物不仅抑制性兴奋，而且使用时间过长的话，还会令人上瘾。

另外，其他药物如吲哚美辛、甲氧普胺、西咪替丁、麦角新碱、阿托品等，需遵医嘱服，胡乱服用亦可致阳痿。

精子活力低

人类的精子因环境恶化、食物污染、理化因素等方面的不良影响，导致精子活力不断下降，男性不育患者多了起来。因此在滋阴补肾、生精壮阳的基础上，佐以活血化瘀、利湿解毒的中药，在提高精子数量、降低精子死亡率、增强精子活动力等方面具有显著疗效。本病的防治偏方秘方有以下几种。

育精求子灵丸

菟丝子、蛇床子、五味子、补骨脂、肉苁蓉、何首乌、桑椹、当归、黄精、白术各60克，玄参45克，陈皮30克。上药共为细末，炼蜜捣和为丸。每日3次，每次10克，开水送服。本方益气，补肾，强精，适用于精子活力降低。

助精汤

菟丝子、枸杞子、桑椹、覆盆子、车前子、五味子、女贞子各12克，仙茅、当归、淫羊藿各15克，黄芪、党参、熟地黄各30克，续断18克，山羊睾丸1具。水煎取药汁。口服，每日1剂。本方益气补肾助精，适用于精子活力降低。

雄蚕蛾丸

雄蚕蛾30～50克，鹿角胶80～200克，淫羊藿、牛膝、覆盆子各20～35克，炮附子、石斛、韭菜子各25～35克，菟丝子、肉苁蓉各30～60克。上药共研细末，炼蜜为丸，每丸9克。早、中晚各服1丸，白开水送下。本品益肾增精，适用于精子活力降低。

熟地山药活精汤

熟地黄24克，山药、山茱萸各12克，杜仲、枸杞子、续断、补骨脂各10克，附子、肉桂、甘草各5克。水煎取药汁。口服，每日1剂，分2次服用。本方滋阴补肾，壮阳填精，适用于肾阳不足所致的精子活力降低。

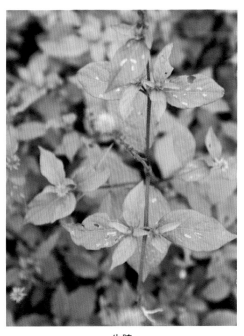

牛膝

柴胡白芍活精汤

柴胡、白芍各9克，枳壳、牡丹皮、炙甘草、香附、陈皮各6克，桔梗、川芎、红花、桃仁各3克。水煎取药汁。口服，每日2次。本方疏肝理气，化瘀通络，适用于肝郁气滞所致的精子活力降低。

熟地山药茱萸丸

熟地黄、山药、山茱萸、枸杞子、菟丝子、金樱子、覆盆子、五味子、紫河车、淫羊藿、肉桂、全当归、黄芪、土鳖各100克，牡丹皮、泽泻各50克，茯苓30克，鹿茸、红参各10克，蜂蜜适量。上药共为细末，炼蜜为丸，每丸重10克。每次服用1丸，每日服3次，白开水送下，3个月为1个疗程。本方益肾填精，补气养血，适用于精子活力降低。

生地赤芍萆薢汤

生地黄、赤芍、萆薢、肉苁蓉、菟丝子各15克，黄柏、牡丹皮各10克，车前子、淫羊藿各20克，枸杞子12克。水煎取药汁。口服，每日1剂。本品滋阴壮阳，适用于精子活力降低。

赤芍

养生知识

提高精子活力的技巧

提高精子活力应从以下几点做起。

1.多参加体育锻炼。男性过度肥胖会导致腹股沟处的温度升高，损害精子的成长，因此一定要控制体重。体育锻炼的方式也很重要。精子需要凉爽的环境，马拉松跑、长距离的骑车等会使睾丸的温度升高，不利于精子的正常成长。

2.少蒸桑拿。蒸桑拿会直接伤害精子，抑制精子生成。

3.忌用毒品、麻醉剂。这些东西对精子危害极大，而且持续作用时间很长。

4.放松心态，为精神减压。

5.手机远离阴囊。一些人习惯将手机放在裤子口袋里，这种习惯对精子生成影响很大。

6.戒烟。吸烟可致精子数量下降，因此男人最好戒烟。

疝气

疝气俗称"小肠气"，指腔体内容物向外突出的病证。因发病部位不同，一般分为腹股沟疝、股疝和小儿脐疝等。临床表现为阵发性腹痛、恶心、呕吐、局部隆起或阴囊坠胀，腹部有囊状肿物，咳嗽时可对肿物产生冲击，平卧时肿物缩小或消失。

中医学认为，疝气多与肝经有关，故有"诸疝皆属于肝"之说。本病的防治偏方秘方有以下几种。

茯苓白术桂枝汤

茯苓、台乌药、白术各9克，桂枝6克，炙甘草3克。水煎取药汁。口服，每日1剂。本方温经通脉，燥湿健脾，适用于小儿疝气。

朴硝肉桂饼

朴硝40克，肉桂、丁香各4克，五倍子8克。上药共研细末，装瓶备用。用时取5～8克药末，以米醋调制成药饼，敷贴于脐部，用胶布固定，上加棉垫避免药物泄漏。隔3日换药1次。本方温中散寒，消肿生肌，适用于小儿脐疝。

槟榔佛手汤

槟榔、佛手各18克，吴茱萸、香附、荔枝核、黄芪各15克，小茴香、橘核各12克，干姜10克，肉桂、甘草各6克。水煎取药汁。口服，每日1剂。本方疏肝理气，散寒止痛，适用于疝气。

槟榔

完疝汤

柴胡、甘草、五味子各6克，白芍、铁线草、茜草根各15克，枳实、黄芪、荔枝核各12克，黄芩10克。水煎取药汁。每日1剂，每日3次。本方升陷降气，适用于小儿疝气。

三核附子大黄汤

川楝子9克，苍术4.5克，小茴香5克，荔枝核6~9克，制附子、青木香、熟大黄各3克。各药用水浸泡10分钟，再水煎2次，每煎煮30分钟，混合两煎所得药液。每日1剂，早晚各服1次。本方消核软坚，理气散结，活血化瘀，温散寒湿，适用于小儿睾疝。

川楝子

水疝方

桃仁、川牛膝、地龙干、荆芥穗、甘草各3克，益母草、茯苓各6克，车前子、泽泻各5克，红花1.5克，麻黄0.9克。水煎取药汁。每日1剂，分次服用。本方活血利水，适用于水疝。

暖肝煎

枸杞子、当归、茯苓各15克，小茴香、乌药、肉桂各10克，海沉香5克。水煎取药汁。内服，每日1剂，7日为1疗程。本方滋补肝肾，调虚止寒，止痛散结，适用于疝气。

养生知识

老人常抬腿防疝气

老年人是疝气高发人群，这是因为他们的腹壁肌肉、肌腱退化，肌肉力量下降，小肠或大网膜易从腹壁薄弱处凸出。所以，老年人应有意识地加强腹肌锻炼，增强肌肉，以防疝气发生。增强腹肌的简单方法就是抬腿运动。具体做法是：躺在床上，双臂平放在躯体两侧，两腿并拢缓缓上抬30~90度，然后放下双腿。如此动作重复做30次。

乳腺增生

乳腺增生中医称乳癖，单侧或双侧乳房出现肿块，月经来潮时肿胀加重，经行之后减轻。患者可自我检查乳房，如发现乳房有界限不清的粗条索状肿块、质韧、稍硬，有压痛，与皮肤及深部组织之间无粘连，可推动，即为乳腺增生。乳腺增生与人情志有关，当人过度郁怒、忧思时，常致气血痰湿郁乳络，最终结聚成核。治疗本病，应以舒肝解郁、活血化瘀、消痰散结为主。常用的防治偏方秘方有以下数种。

消癖散

蒲公英、薄荷、白芷、木香、当归、栀子各30克，黄芪、瓜蒌、紫花地丁、郁金各18克，麝香4克。上药共研为细末，装瓶备用。每次取药末适量，以米醋调匀，敷肚脐处，外用纱布覆盖，胶布固定，隔2日换药1次，8次为1个疗程。本方疏肝行气，通络散结，适用于乳腺增生。

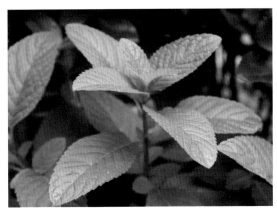

薄荷

天麻散

天麻适量。天麻研成细末，装瓶备用。将天麻粉填入肚脐内，外用医用纱布和医用胶布固定，每日晚上贴，早晨取下。本方平肝息风，消肿散结，适用于乳腺增生。

乳核饮

柴胡、白芍、香附、郁金各12克，青皮、丹参、三棱各9克，夏枯草、生牡蛎（先煎）各30克，白花蛇舌草、黄芪各15克。水煎取药汁。每日1剂，分2次服用。本品疏肝理气，活血化瘀，消痰散结，适用于乳腺增生。

乳块消汤

瓜蒌、生牡蛎、夏枯草、昆布、海藻、丹参各15克，柴胡、天冬、三棱、莪术、橘叶、橘核、半夏各9克。水煎取药汁。每日1剂，分2次服用。本品疏肝解郁，活血祛瘀，去痰散结，适用于乳腺增生。

芒硝膏

芒硝60克，生天南星、露蜂房各20克，乳香、没药各15克，凡士林适量。上药共研细末，以凡士林调为糊状，即成。取药适量，外敷于乳腺增生处，敷料包扎，胶布固定，每日1次。本品活血通络，消肿散结，适用于乳腺增生。

芒硝　　　　生南星　　　露蜂房

乳香　　　　没药

二藤膏

藤梨根、川芎、桑寄生、红花、鸡血藤、丝瓜络、香附、泽兰、大黄、连翘、瓜蒌、芒硝各30克。上药共研细末，用两个布袋分装，置锅中蒸热，洒酒少许即成。将药袋乘热敷在患侧乳房、肚脐处，热敷30分钟，每日2次，1剂药用10次，10日为1个疗程。本品疏肝活血，通络化结，适用于乳腺增生。

消癖汤

柴胡、赤芍、川芎、橘核、荔枝核各15克，穿山甲、川贝母、青皮、香附、半夏各10克，全瓜蒌、当归、茯苓各20克，丝瓜络30克。上药加水煎2次，混合两煎所得药汁。每日1剂，分早晚2次温服。本品舒肝解郁，消痰散结，软坚通络，适用于乳腺增生。

乳腺消瘤汤

蒲公英30～60克，重楼、炙鳖甲、橘核各15克，夏枯草、牡蛎各15～30克，穿山甲、僵蚕、青皮、橘叶、桃仁、赤芍各10克。水煎取药汁。每日1剂，分次服用。本方清热解毒，疏肝理气，化痰消瘀，软坚散结，适用于乳腺增生。

归藤双白方

当归、鸡血藤各12克，白芍、白术、茯苓、柴胡、王不留行、香附、麦冬、路路通、丹参各10克，玄参15克，甘草6克。水煎取药汁。每日1剂，分次服用。本方疏肝理气，活血化瘀，滋阴通络，适用于乳腺增生。

白芥祛痰汤

白芥子60克，白附子10克，生半夏5克，制蜈蚣3条，炙水蛭2克，炙甘草、熟地黄、茯苓、海藻、生麦芽各9克。水煎取药汁。每日1剂，分次服用，2个月为1个疗程。本方祛痰散结，理气通络，适用于乳腺增生。

鹿甲消乳方

鹿角、丹参各15克，穿山甲3克，三棱、莪术各9克，当归、没药、玄胡、淫羊藿、牡蛎各10克，黄芪20克。水煎取药汁。每日1剂，分次服用。本方活血祛瘀，化痰软坚，适用于乳腺增生。

消乳腺肿块方

醋炒柴胡9~15克，橘核、荔枝核、赤芍各30克，夏枯草、山慈姑、僵蚕、王不留行、三棱、莪术各15~30克，煅牡蛎30~60克，鹿角霜15克，甘草6克。水煎取药汁。每日1剂，分次服用。本方疏肝理气，软坚消核，活血通络，适用于乳腺增生。

归柴白芍方

当归、白芍、柴胡、茯苓、白术、香附各10克，枳壳、瓜蒌壳、丹参、郁金各12克，牡蛎30克，薄荷、甘草各6克。水煎取药汁。每日1剂，分次服用。本方理气解郁，和营消肿，软坚散结，适用于乳腺增生。

瓜蒌乌药散结汤

瓜蒌15克，香附、木香、郁金、皂角刺、甲珠、乌药各9克，甘草、没药各3克，当归、延胡索各12克。水煎取药汁。每日1剂，分3次温服；月经来潮前1周用药，持续到月经停止。本方疏肝理气，通络散结，适用于乳腺增生。

瓜蒌

养生知识

"笑掉"乳腺增生

糟糕的情绪是乳腺增生的主要原因，赶走坏情绪的最佳办法就是开怀大笑。人大笑时，心血管系统加速运行，胸肌伸展，胸廓扩张，肺活量增大，血液中的肾上腺素会增多。血液循环通畅了，患乳腺增生的概率也就随之降低了。

月经不调

月经不调也叫月经失调，是一种常见的妇科疾病，致病原因不同，疾病表现也不同。月经不调主要表现为月经过多、月经过少、月经延长等。

月经过多系由气虚、血热使冲任不固，或因瘀血内阻，血不经，致月经量较正常明显增多，而周期基本正常的病，亦称"经水过多"。正常情况下，一般每次行经排出的经血总量约为50～100毫升左右。

月经过少系由精血衰少，血海不盈，或痰阻瘀滞，血行不畅，致使经期虽准，但经量较正常明显减少，或经期不足2日、经量少的月经病，又称"经量过少""经少"。本病相当于西医的功能失调性子宫出血、多囊卵巢综合征、卵巢早衰或人流手术后宫腔粘连或大失血后等疾病。

经期延长系阴虚内热、瘀阻冲任、血不归经致使经期虽基本正常，但行经时间超过7天，甚至淋漓半个月方净的月经病。另外，经期延长也可能是由子宫内膜炎、子宫内膜息肉、子宫黏膜下肌瘤或子宫颈息肉等病引起的。月经不调的防治偏方秘方有以下数种。

地榆汤

生地黄、侧柏叶各15克，炒白芍、当归、生地榆、牡丹皮各10克，生栀子、茜草各12克，制大黄9克，生甘草5克。水煎取药汁。口服，每日1剂。本品清热凉血，调经止血，适用于实热之月经过多。

干鸡冠花饮

干鸡冠花5～10克，白糖25克，绿茶1克。将鸡冠花加水400毫升，煎沸，趁沸加入绿茶、白糖。每日1剂，分3次服用。本品凉血止血，适用于月经过多。

莲花甘草饮

莲花（取含苞待放的花蕾）20克，甘草5克，绿茶3克。将莲花、甘草水煎取汁泡茶饮。分3次服用饮，每日1剂。本品活血凉血，益气调经，适用于月经过多。

| 莲花 | 甘草 | 绿茶 |

十全大补汤

党参、黄精、当归身、熟地黄、炒白芍各12克，煅牡蛎（先煎）、仙鹤草、黄芪各30克，炒白术、茯苓各10克，墨旱莲15克，阿胶9克（烊冲）。水煎取药汁。口服，每日1剂。本品补气摄血，调经止血，适用于气虚型月经过多。

地骨皮饮加减

当归、阿胶（烊冲）各9克，麦冬、炒栀子、青蒿、地骨皮各10克，墨旱莲、小蓟草、生地黄炭、炒白芍各15克，川芎5克，生地榆12克，炙甘草3克。水煎取药汁。口服，每日1剂。本方滋阴清热，调经止血，适用于阴虚之月经过多。

天冬饮

天冬15~30克，白糖适量。将天冬放入砂锅，加水500毫升煎至250毫升，趁沸加入白糖，调匀即成。月经前每日1剂，分3次温饮，连服3~4剂。本方清热凉血，适用于血热型月经过多。

天冬

旱莲草白茅根饮

墨旱莲9克，白茅根10克，茶叶、红糖各适量。将2味煮一碗白茅根浓茶，去渣，放红糖溶化后饮用。每日2次服用。本方滋阴补肾，清热调经，适用于月经过多。

失笑散加味

生蒲黄（包煎）、牛角腮、五灵脂、茜草各12克，益母草、仙鹤草各30克，制大黄炭、焦山楂各10克，制香附9克，炙甘草3克。水煎取药汁。口服，每日1剂。本方活血化瘀，调经止血，适用于血瘀之月经过多。

青蒿牡丹皮饮

青蒿、牡丹皮各6克，茶叶3克，冰糖15克。将前2味洗净，加茶叶，置茶杯中，用鲜开水浸泡15~20分钟，加入冰糖令溶即得。不拘量，代茶饮用。本品清热凉血止血，适用于月经过多。

仙鹤草荠菜饮

仙鹤草60克，荠菜50克，茶叶6克。水煎取药汁。代茶随饮。每日1剂。本品清热凉血，收敛止血，适用于月经过多。

茯苓牛乳饮

茯苓粉10克，牛奶200毫升。将茯苓粉用少量凉开水化开，再将煮沸的牛奶冲入。早晨代茶饮。月经前每日1剂，连用5剂。本品补肾，活血，调经，适用于月经过少。

银藤汤

金银花、厚朴、枳壳各9克，红藤、丹参各15克，薏苡仁20克，败酱草、茜草炭、生蒲黄（包煎）、地榆炭各12克，六一散10克（包煎）。水煎取药汁。口服，每日1剂。本方清热利湿，调经止血，适用于湿热之经期延长。

膈下逐瘀汤加减

当归、赤芍、牡丹皮、桃仁、乌药、五灵脂各9克，川芎、红花各6克，枳壳10克，炙甘草3克。水煎取药汁。口服，每日1剂。本方活血理气，调经止血，适用于血瘀之经期延长。

公英小蓟草饮

蒲公英60克，小蓟草30克。水煎取药汁。代茶饮。本方清热祛湿，适用于湿热之经期延长。

党参仙鹤草饮

茜草、墨旱莲各30克，大枣10枚。水煎取药汁。代茶饮。本品滋阴益气，适用于阴虚之经期延长。

茜草　　　　旱莲草　　　　大枣

养生知识

月经过少症保健要点

在经期要注意保暖，忌涉水，不宜过食生冷寒凉之物，以免凝滞气血。经期要保持心情舒畅，注意调情志、适劳逸，以免气滞血瘀。平素要注意营养、加强锻炼，不断增强体质，以预防因气血不足导致的月经过少。做好计划生育，尽量少做人工流产，以减少对子宫内膜的损害。预防结核感染，一旦感染应及时治疗。一旦出现月经过少，应及时针对病因治疗。

痛经

痛经系由情志所伤，六淫为害，导致冲任受阻；或因素体不足，胞宫失于濡养，导致经期或经行前后呈周期性小腹疼痛的月经病，又称"经行腹痛"。本病应注意个人卫生保健，是预防痛经的有效措施。女性要学习掌握月经卫生知识，生活起居要有一定规律，在经期不要吃生冷酸辣的饮食，锻炼身体提高健康水平，同时积极进行妇科病的诊治。总之，预防痛经，要从月经初潮之前开始积极进行，直至绝经之后，方可避免痛经的发生。痛经的防治偏方秘方有以下数种。

温经汤

吴茱萸、牡丹皮各6克，当归、煨木香、川芎各10克，生蒲黄（包煎）、炒白芍各12克，桂枝、炙甘草各5克，生姜5片，延胡索15克。水煎取药汁。口服，每日1剂。本品温经和营，调经止痛，适用于寒凝之痛经。

牡丹皮

胶艾汤

陈阿胶9克（烊冲），艾叶、川芎各6克，当归、熟地黄各12克，炮姜5克，炒白芍15克，失笑散（包煎）、香附各10克。水煎取药汁。口服，每日1剂。本品益气养血，和营止痛，适用于血虚之痛经。

吴茱萸汤

当归、牡丹皮、肉桂、麦冬、吴茱萸、制半夏各6克，细辛、茯苓、木香、藁本、炙甘草、防风、干姜各3克。水煎取药汁。每日1剂，分2次服用。本方祛风散寒，温经止痛，适用于寒湿凝滞型痛经。

桃红酱灵汤

桃仁、牡丹皮各9克，当归、川楝子各12克，川芎6克，赤芍、五灵脂各10克，败酱草30克，红藤15克。水煎取药汁。口服，每日1剂。本方清热除湿，化瘀止痛，适用于痛经。

加味乌药汤

乌药、失笑散（包煎）、郁金、枳壳、木香各10克，艾叶、砂仁（后下）各3克，延胡索12克，制香附15克。水煎取药汁。口服，每日1剂。本方疏肝理气，调经止痛，适用于气滞之痛经。

乌药　　郁金　　枳壳

木香　　艾叶　　砂仁

延胡索　　制香附

少腹逐瘀汤

小茴香、没药、干姜、血竭各6克，肉桂3克，当归、川芎、赤芍、制香附、五灵脂各10克，延胡索15克，生蒲黄（包煎）、焦山楂各12克。水煎取药汁。口服，每日1剂。本方活血化瘀，通经止痛，适用于痛经。

益母草饮

绿茶1克，干益母草20克。上药用沸水冲泡，加盖浸5分钟。痛经时代茶饮；孕妇忌服。本方活血调经，降压利水，适用于原发性痛经。

涤热逐瘀汤

丹参15克，通草、香附、三棱、槟榔、莪术、延胡索各6克，大黄3克，生地黄、牡丹皮各9克。水煎取药汁。温服，每日1剂。本方清热祛瘀，行气定痛，适用于湿热瘀结型痛经。

养生知识

摆脱痛经的小方法

痛经时，女性朋友可以在肚子上放一个热水袋，采用热敷的方法来解缓疼痛。

补充钙、钾及镁这些矿物质，可促进体内电离子的平衡，减轻子宫肌肉过度收缩导致的疼痛。所以，在经期前，可尝试增加钙等元素的摄入量。补钙的好方法是喝酸奶或牛奶。

在脚踝两边凹陷处，有个反射区，与女性骨盆气路相通。以手指轻轻揉捏此处数分钟，然后顺着小腿肌向上做揉捏动作，也能减轻痛经。

闭 经

闭经是一种常见的妇科病，分为原发性闭经和继发性闭经两种。原发性闭经是指年满18岁以上，月经仍未来潮的症状。这种闭经多见于性腺发育不良，常与染色体异常有关。继发性闭经是指月经周期建立之后，因怀孕、哺乳等原因，又未到绝经期，月经突然停止而超过3个月以上仍未来潮的症状。继发性闭经多与精神、内分泌异常有关。

中医认为，闭经分为虚实两类。虚证多与先天精气不足有关，加上后天有失补养所致。实证指气滞血瘀，经脉不畅，多受外邪或饮食失节所致。闭经的防治偏方秘方有以下几种。

淮山药玄参汤

淮山药50克，牛膝、玄参各25克，白术、牛蒡子、桃红各15克，生鸡内金、大黄各10克，土鳖虫7.5克。上药加水煎2次，混合两煎所得药汁。每日1剂，分早午晚3次服用。本方推陈下瘀，适用于经闭。

复经汤

柴胡、牡丹皮、绿萼梅各10克，当归、川牛膝、桃仁、川芎、香附各12克，月季花6克，白芍、红参、白术、茯苓、酸枣仁、茺蔚子、菟丝子各15克，熟地黄18克，鹿角霜20克。水煎取药汁。每日1剂，分3次温服，30日为1疗程。本方疏肝化瘀，益气养血，调补冲任，适用于原发性闭经、继发性闭经、月经量少等病。

红糖姜枣汤

红糖、大枣各100克，生姜25克。水煎取药汁。代茶饮。本方补血活血，散寒调经，适用于闭经。

红糖　　　　大枣　　　　生姜

益母草乌豆水方

益母草30克，乌豆60克，黄酒、红糖各适量。将益母草、乌豆同放锅内，加水600毫升，煎至200毫升，放红糖、黄酒冲饮。每日1次，连服7日。本方活血、祛瘀、调经，适用于闭经。

蚯蚓粉

蚯蚓4条，黄酒适量。蚯蚓焙黄，研末备用。以黄酒送服，每日1剂，连服5日。本方通络，适用于多日不来月经、经闭。

香附桃仁散

香附2克，桃仁1克，水蛭1条。将香附、桃仁研为细末，然后与水蛭捣成膏状，备用。将药膏敷于脐部，外贴伤湿止痛膏，每隔2～3日换药1次。本品活血祛瘀，适用于闭经。

桑椹鸡血藤汤

桑椹25克，鸡血藤20克，红花5克，黄酒适量。上药加水煎煮，取汁。每日1剂，分2次温服。本方补血行血，通滞化瘀，适用于闭经。

蒲黄穿山甲散

蒲黄、五灵脂、穿山甲各2克。上药共研细末，备用。先把药末撒到防湿止痛膏上，再将药膏贴于脐部。本方活血散结，适用于闭经。

生地黄　　　　大黄　　　　桃仁

生地当归汤

生地黄、大黄、桃仁、赤芍、牡丹皮、五灵脂、茜草、当归、木通各15克。上药加水1500毫升共煎，滤渣取汁。药汤放温，淋脐下，每日1次，每次30分钟，7日为1个疗程。本方清热通络，适用于热结所致的闭经。

赤芍　　　　牡丹皮　　　　五灵脂

茜草　　　　当归　　　　木通

养生知识

可致闭经的药物

一些药物也可致妇女患上闭经症，这些药物包括以下种类。

1.避孕药。避孕药可抵制子宫内膜的生长，而使月经减少，甚至发生闭经。特别是长效避孕药，对妇女月经影响更厉害。

2.降压镇静类药物。如利舍平、氯丙嗪等。

3.肾上腺皮质类激素。这类药物如泼尼松，具有抑制促性腺激素分泌的作用，常可引起闭经。

4.一些寒凉、收涩类的中药，也可让妇女发生闭经。这类药物包括：苦丁茶、紫草根、绿豆等寒凉性药物；五倍子、诃子肉、乌梅等收涩类药物。

阴道炎

女性阴道炎主要分为四种类型，即细菌性阴道炎、滴虫性阴道炎、念珠菌性阴道炎和老年性阴道炎。

细菌性阴道炎是指由一般的病原菌（例如葡萄球菌、链球菌、大肠埃希菌、变形杆菌等）引起的阴道炎。多发生于身体衰弱及卫生条件较差的妇女。患者要注意饮食营养；宜多食新鲜蔬菜和水果，以保持大便通畅；宜多饮水；防止合并尿道感染。忌食辛辣刺激之品，如辣椒、葱、大蒜、芥末等。

滴虫性阴道炎是滴虫生长在阴道里引起的炎症，是一种性传播疾病，是常见的阴道炎之一。传播方式除性交外，还可通过被污染的浴池、浴巾、游泳池、衣服、污染的器械、坐式马桶边等间接传播。要加强卫生宣传，提倡淋浴，废除盆浴，不与家人共用同一洗浴盆具及毛巾，上厕所后洗手，并冲净坐便器。患病期间不到游泳池去游泳，以免传染他人；健康者不到消毒不严的游泳池去游泳。讲究卫生，应保持外阴清洁，每日清洗1～2次，换洗内裤；为避免重复感染，内裤及洗涤用毛巾、盆具煮沸10分钟可消灭病原，个人内裤应单独清洗，不穿化纤内裤。医院所用各种器械、被服，妇科检查用具应严格消毒，诊察台上的垫单应每人更换1副，防止交叉感染。

念珠菌阴道炎是由白色念珠菌感染所致的阴道炎。为常见妇科病，也是一种传染性疾病。一般认为主要从肛门传染而来，与手足癣无关。患者要勤换内衣裤、注意经期卫生、忌食辛辣、肥甘之品，忌饮酒；瘙痒时避免搔抓，以免抓破后感染而加重病情。

老年性阴道炎不但常见于老年妇女，还见于卵巢功能衰退、手术切除卵巢或盆腔放射治疗后的中、青年妇女。患者要注意保持阴部清洁，勤换内衣裤，避免穿化纤内衣裤。保持乐观情绪，避免紧张、焦虑等不良情绪刺激。饮食搭配合理，多吃富含蛋白质食物及新鲜蔬菜，忌食辛辣等刺激性食物，忌烟、酒。

阴道炎类型不同，治疗方法也不同。常用的防治偏方秘方有以下几种。

知柏地黄汤

知母、黄柏、生地黄、山药、山茱萸、牡丹皮、泽泻各10克，茯苓12克。水煎取药汁。口服，每日1剂。本方滋阴，清热，适用于肝肾阴虚型细菌性阴道炎。

鸡冠白果金樱饮

鸡冠花30克，金樱子15克，白果10个。把上3味洗净，一起放入锅中，加水适量，大火煮沸，改小火煲30分钟。代茶频饮。本方健脾固肾，适用于脾肾两虚型老年性阴道炎，症见腰酸耳鸣、带下量多清稀、食欲欠佳、疲倦乏力。

肉苁蓉饮

肉苁蓉20克。水煎取药汁。代茶饮，每日早晚各服1次。本方温阳补肾，适用于细菌性阴道炎。

双蛸饮

桑螵蛸8克，海螵蛸、沙苑子、鹿角霜、金樱子各15克，白术10克。水煎取药汁。代茶饮，每日1剂。本方温肾健脾，固精止带，适用于细菌性阴道炎证属肾虚，症见带下增多、清稀透明，伴腰酸膝软、头晕耳鸣、大便溏薄等。

桑螵蛸 　　海螵蛸 　　沙苑子

鹿角霜 　　金樱子 　　白术

丹栀逍遥散加减

牡丹皮、炒栀子、当归、白芍、白术、茯苓各10克，薏苡仁30克，车前子12克，柴胡18克，茵陈15克。水煎取药汁。口服，每日1剂。本方疏肝清热，健脾利湿，适用于肝郁脾虚型细菌性阴道炎。

萆薢渗湿汤

萆薢、赤茯苓各12克，黄柏、薏苡仁、牡丹皮、泽泻、木通、苍术、白术、地肤子各9克。水煎取药汁。口服，每日1剂。本方健脾清热，利湿止痒，适用于脾虚湿热型滴虫性阴道炎。

养生知识

食物与阴道健康

大蒜具有杀菌作用，含有一种名为"蒜素"的天然硫物质，可以抑制白色念珠菌等菌种在阴道内过度繁殖，故能起到抗菌防病的作用。

酸奶中含有的大量活乳酸菌，也是一些滋生在阴道内的细菌的克星。

葡萄、柿子椒、苦瓜、西红柿、芥末和花椰菜等食物，具有非常强的抗氧化作用，可以提高人体的免疫力，抵抗细菌感染。

子宫颈炎

子宫颈炎就是宫颈炎，指女性的子宫颈的炎症病变，为现代妇科常见病。

临床上，子宫颈炎有急性和慢性之分。急性子宫颈炎大都发生于产褥感染、感染性流产、急性盆腔炎、宫颈裂伤等疾病，表现为宫颈局部充血、水肿、上皮脱落、坏死，甚至形成溃疡，带下量多，呈脓样。慢性子宫颈炎的主要症状是白带增多，白带呈乳白色黏液或淡黄色脓性，有的见血，如果治疗不力的话，炎症可扩散至盆腔结缔组织，引起腰、骶部疼痛，下坠感及痛经等。现代常听见的"宫颈糜烂""宫颈肥大"等症皆属于慢性宫颈炎的范畴。

子宫颈炎的危害很大，治疗不及时的话，可引起多种并发症，甚至导致不孕症、流产、宫颈癌。急性、慢性宫颈炎在中医上属于"带下病"范畴，治疗时需根据带下的色、质、气味、症状等辨证施治。子宫颈炎的防治偏方秘方有以下几种。

五味消毒饮

蒲公英、野菊花、紫花地丁、天葵子、白花蛇舌草各10克，金银花、败酱草各15克。水煎取药汁。口服，每日1剂。本方清热解毒，适用于热毒型急性宫颈炎。

蒲公英半边莲饮

蒲公英、白花蛇舌草各30克，半边莲40克，金银花50克，葱白15克，红糖适量。将蒲公英、半边莲、白花蛇舌草、金银花、葱白洗净，放入锅中，加清水适量，大火煮沸后改小火煲1小时，去渣取汁，放入红糖调味。频频饮服。本方清热，解毒，利湿，适用于湿热型慢性宫颈炎。

蒲公英

白花蛇舌草

半边莲

金银花

葱白

红糖

归肾丸

熟地黄、山药、黄芪各12克，白芍、白术、淫羊藿、当归、炙甘草各9克，煅牡蛎30克（先煎），菟丝子10克。水煎取药汁。口服，每日1剂。本品益肾止带，适用于肾虚型慢性宫颈炎。

白果豆浆饮

白果7枚，豆浆150毫升。将白果捣烂如泥，豆浆煮沸后冲服白果泥。代茶饮用。本方健脾利湿，适用于慢性宫颈炎。

止带方

猪苓、车前子（包煎）、茯苓、茵陈各10克，赤芍、牡丹皮、黄柏、知母各9克，蒲公英15克。水煎取药汁。口服，每日1剂。本方清热，利湿，止带，适用于湿热型慢性宫颈炎。

止带方

猪苓12克，茯苓15克，车前子20克，茵陈、黄柏、牛膝、泽泻各10克。水煎取药汁。口服，每日1剂。本方清利湿热，适用于湿热型急性宫颈炎。

| 猪苓 | 车前子 | 茯苓 |

金银花蛇舌草饮

金银花10克，白花蛇舌草30克。把上2味洗净后一起放入药煲中，加水300毫升，水煎取汁。代茶饮，每日1剂。本品清热，解毒，利湿，适用于湿毒型急性宫颈炎。

| 茵陈 | 赤芍 | 牡丹皮 |

| 黄柏 | 知母 | 蒲公英 |

养生知识

宫颈炎危害大

医学界，有"十女九带"之说，言下之意指女性患宫颈炎症是相当普遍的。统计显示，20～50岁年龄段的妇女，有一半以上患宫颈炎；生过孩子的妇女，患病率高达90%以上。宫颈炎如此普遍，造成的结果之一就是可能导致女性不育。宫颈炎造成白带产生细菌，使阴道处于碱性环境，这些不利于精子的生存和游动。流产有时也是宫颈炎造成的。宫颈炎使宫颈组织发生变化，弹性下降，给顺利生产带来难度。另外，宫颈炎久治不愈，极可能诱发宫颈癌。有宫颈炎的妇女，宫颈癌发病率是宫颈健康者的10倍。因此，女性千万不要因为宫颈炎患者普遍存在，就忽视它带来的健康隐患。

子宫脱垂

　　子宫脱垂为妇科常见病之一，指子宫偏离正常位置，沿着阴道下降，低于子宫颈外阴道口到坐骨棘水平以下，甚至完全脱出阴道口外。本病多见于经产妇，与生育有密切关系。妇女原本体质虚弱，气血受损，生产婴儿时用力太过，或产后过早从事重体力劳动，致使子宫松弛，从正常位置下坠。子宫脱垂病情有轻有重，重者会严重影响身体健康和日常生活。当子宫滑出阴道外时，患者站立都会感到阴部下坠，走路感到腰酸疼。再严重时，脱出物常会发生充血、水肿，也会导致阴道发炎、输尿管积水和肾盂积水等。

　　中医称子宫脱垂为"阴挺""阴颓""阴疝"等，认为此病根本原因为肾气衰弱，以致不能统固胞经，治疗时宜益肾补气。常用的防治偏方秘方有以下几种。

提宫散

　　制川乌、制草乌各30克，白及60克。上药研成细末，过筛，混合均匀备用。取药末1.2克，装入绢制的拇指大小的袋内，袋口用线头扎好，并留一段五寸长的线头，然后放入阴道后穹窿处；每日1袋，6～8小时取出药袋。本方升提固脱，适用于子宫脱垂。

马齿苋公英黄柏洗剂

　　马齿苋30克，蒲公英15克，黄柏10克。水煎取药汁。以药汁熏洗患处。本方清利，湿热，解毒，适用于合并感染的子宫脱垂。

马齿苋　　　　蒲公英　　　　黄柏

龚氏升陷汤

　　柴胡、升麻、知母各15克，黄芪60克，桔梗20克。水煎取药汁。每日1剂，分次服用。本方升阳举陷，养阴清热，适用于子宫脱垂。

柴胡

升提固脱煎

　　党参、炒白术、生黄芪、炙黄精、炙龟板、大枣各15克，枳壳90克，巴戟天20克，当归、升麻各9克，益母草30克。

水煎取药汁。每日1剂，分次服用。本方益气补肾，强壮任督，升提固脱，适用于子宫脱垂。

收宫散

白胡椒、附片、肉桂、白芍、党参各20克，红糖60克。前5味药材共研细末，加红糖60克，合匀后分成30包，备用。每日1包，分早晚2次，空腹用温开水送服；服前先饮一小杯黄酒，以助药性；服药期间忌食生冷。本方升提固脱，温补脾肾，除下焦寒湿，适用于子宫脱垂。

白胡椒　　　附片　　　肉桂

白芍　　　党参　　　红糖

银花蒲公英洗剂

金银花、蒲公英、紫花地丁各30克，黄连、枯矾、黄柏各10克，苦参、蛇床子各15克。水煎取药汁。用药汁趁热先熏后洗，并可坐浴。本方清热解毒，适用于子宫脱垂并发感染者。

椿根皮汤

荆芥穗、藿香叶各15克，椿根皮60克。水煎取药汁。用药汁洗患处，每日数次。本方散寒除湿，温经止痛，适用于子宫脱垂。

养生知识

子宫脱垂日常护理

子宫脱垂症患者在日常生活中，需要做到以下几点，才有利于疾病的康复。饮食方面：少食多餐，多吃蔬菜，多喝水；减少咖啡、酒精、乳制品的摄入量，因为这些东西会刺激人体内荷尔蒙分泌，造成皮肤发热。保持大便通畅，每天进食蔬菜量应保持在500克。减少站立时间，避免久蹲。遵医嘱，锻炼盆底肌肉，如做提肛运动。保持规律的性生活，刺激卵巢系统，防止雌激素锐减。

子宫肌瘤

子宫肌瘤是指发生于子宫平滑肌的良性肿瘤，是女性生殖器官中最多见的肿瘤。临床上根据发病部位分为肌壁间肌瘤、浆膜下肌瘤、黏膜下肌瘤三种。本病要保持情志舒畅，经期、产后避免感受外邪，注意经期卫生，产褥保健。加强营养，宜多进食含铁量丰富及蛋白质含量高的食物。该病的防治偏方秘方有以下几种。

四君子汤加味

党参、三棱各30克，白术24克，甘草9克，莪术60克，牛膝、茯苓各15克。水煎取药汁。每日1剂，每日2次。本方益气健脾，祛瘀通络，适用于脾虚湿阻型子宫肌瘤。

香棱丸合桂枝茯苓丸

木香、三棱、莪术、枳壳各10克，丁香、小茴香各6克，桂枝、茯苓、桃仁、赤芍各15克，牡丹皮12克。水煎取药汁。口服，每日1剂。本品行气活血，破瘀消癥，适用于气滞血瘀型子宫肌瘤。

木香

银花蕺菜饮

金银花、皂角刺、鱼腥草、丹参各20克，土茯苓、炒荆芥、赤芍、牡丹皮、三棱、莪术各15克，生甘草10克。水煎取药汁。口服，每日1剂。本品解毒除湿，破瘀消癥，适用于血瘀兼湿热型子宫肌瘤。

桂枝茯苓丸

桂枝、茯苓、芍药、牡丹皮、桃仁（去皮、尖）各15克。上药共研为细末，炼蜜为丸。每日10克，分早、晚服用。本品活血化瘀，消癥散结，适用于气滞血瘀型子宫肌瘤。

橘叶苏梗饮

鲜橘叶20克，紫苏梗10克，红糖15克。上3味放入保温杯，加盖，以开水冲泡15分钟。代茶频饮。本品行气，止痛，宽膈，适用于子宫肌瘤。

玫瑰茉莉饮

干玫瑰花、干茉莉花各5克，绿茶9克。用冷水500毫升，煮沸后把绿茶、玫瑰花、茉莉花放在大茶壶内，将开水徐徐冲入，等茶叶沉底后，先把茶汁倒出冷却，再续泡2次，待冷后一并装入玻璃瓶，放入冰箱冷冻成冰茶。经常饮用。本方理气，活血，调经，适用于气滞血瘀型子宫肌瘤。

玫瑰花　　茉莉花　　绿茶

荔枝香附饮

荔枝核、香附30克，黄酒30毫升。将荔枝核、香附研成细末，混合后以瓷瓶密封保存。用时，取药末6克，以适量黄酒调服，每日3次。本方行气活血，散结止痛，适用于气滞血瘀型子宫肌瘤。

荔枝核

养生知识

子宫肌瘤患者的注意事项

子宫肌瘤患者需要注意以下几点：注意休息，防止过度疲劳，尤其在月经期间；保持外阴清洁、干燥，穿衣须选大码的；每月到医院检查一次病情，如果肌瘤增大明显，应考虑手术治疗；避免怀孕；月经量过多的话，应多吃富含铁质的食物，防止出现缺铁性贫血；不要额外补充雌激素，桂圆、大枣、阿胶等食品中含有雌激素，应该尽量少吃，特别是绝经的女性更需注意，以免子宫肌瘤长大；日常饮食以清淡为主，多吃果蔬，少吃辛辣的食物。

习惯性流产

妊娠在6个月（不足28周）以内，胎儿尚不具备独立的生存能力就产出，叫作流产。自然流产连续发生3次以上，每次流产往往发生在同一个妊娠月，称为习惯性流产，中医称为"滑胎"。流产发生前，阴道通常会有少量出血，出血时间可持续数日或数周，同时伴有腰腹疼痛。

习惯性流产发生多与孕妇患病有关。例如，孕妇患有黄体功能不全、甲状腺功能低下、先天性子宫畸形、子宫发育异常、子宫肌瘤等疾病时，会造成习惯性流产。长期服用避孕药、做过人流的女性，在后来的怀孕过程中，也易发生习惯性流产。当然，一些晚婚的女性，患习惯性流产的比例也比较高。

习惯性流产者妊娠后要注意摄养，避免疲劳与精神刺激，禁止房事，注意预防与及时治疗外感疾病，禁止使用不利于妊娠及有损于胎儿的药物。平时多吃富于营养的食物或选用食疗，保持大便通畅。本病的防治偏方秘方有以下几种。

胎元饮加减

黄芪15克，党参、白术、白芍、熟地黄、杜仲各10克，陈皮6克，阿胶、（烊冲）、当归各9克，菟丝子12克，炙甘草3克。水煎取药汁。口服，每日1剂。本方补气养血安胎，适用于气血虚弱型习惯性流产。

杜仲

泽兰大枣饮

绿茶1克，泽兰10克，大枣30克（剖开去核）。将泽兰、大枣洗净，与绿茶同放入茶杯中（有瓷化杯更好），以沸腾的开水冲泡，加盖浸30分钟即可服用。饮茶汤，最后将大枣吃完，每日数次。本品活血化瘀，健脾舒气，适用于习惯性流产。

寿胎丸加味

菟丝子、杜仲、续断、狗脊、党参各12克，桑寄生、阿胶（烊冲）、巴戟天各9克，黄芪、仙鹤草各15克。水煎取药汁。口服，每日1剂。本方补肾，益气，安胎，适用于肾气亏虚型习惯性流产。

益母草桃仁饮

益母草60克，桃仁15克。水煎取汁。代茶饮。本品安胎止血，适用于习惯性流产。

桃仁

葡萄干蜜枣红饮

红茶1.5克，葡萄干30克，蜜枣25克。取红茶、葡萄干、蜜枣加水400毫升，煮沸3分钟后即成。分3次代茶饮，每日1剂。本方益气养血，调补脾胃，除烦安胎，适用于习惯性流产。

养生知识

习惯性流产注意事项

习惯性流产患者的注意事项包括以下几项。

1.定期做产前检查，以便及时发现和处理妊娠中的异常情况，确保胎儿健康发育。

2.保持心情舒畅，不大喜大悲，控制中枢神经的兴奋度。

3.生活有规律，按时起床，按时睡觉，保证每天睡眠时间达到8小时，并且要有适当的活动。

4.怀孕3个月以内、7个月以后应严禁房事。

5.在怀孕期间忌烟忌酒，穿着宽松肥大的衣服，平时穿平底鞋，勤洗澡，勤换内衣。

6.多吃一些富含各种维生素及微量元素的食物，如果蔬、蛋类、豆类、肉类等。

产后出血

产妇在分娩时，随着胎盘的排出，都有一定量的出血（一般为100～300毫升），这是正常现象。如果胎儿娩出后24小时内阴道流血量达到或超过500毫升者称为产后出血。产后24小时以内发生大出血的，称为早期产后出血；分娩24小时以后，在产褥期的任何时候（一般多在产后1～2周）发生子宫大出血的，则称为晚期产后出血。因为出血过多，常导致严重贫血和失血性休克，甚至危及产妇生命。因此，要加强孕期保健，对贫血、血液系统疾病、病毒性肝炎或其他全身性疾病，要及时纠正或控制。本病的防治偏方秘方有以下几种。

固本止崩汤

人参、阿胶（烊冲）、白术各12克，黄芪、仙鹤草、熟地黄各30克，当归9克，黑姜3克。水煎取药汁。口服，每日1剂。本方补气摄血，适用于气虚型产后出血。

清热化瘀汤

党参、黄芪各10克，当归、牡丹皮、川芎、乌药各9克，败酱草、蒲公英、仙鹤草各30克，延胡索12克，炮姜5克。水煎取药汁。口服，每日1剂。本方清热活血，化瘀止血，适用于外伤型产后出血。

败酱

逐瘀止血汤

熟地黄15克，制大黄、枳壳、赤芍各10克，三七粉3克（分吞），没药、牡丹皮、当归尾、桃仁各9克，陈阿胶12克（烊冲），黄芪30克。水煎取药汁。口服，每日1剂。本方益气行瘀，适用于血瘀型产后出血。

益母草饮

益母草45克。水煎取汁。代茶饮，每日1剂。本品活血化瘀，调经利水，适用于产后出血。

旱莲草小蓟饮

墨旱莲30克，小蓟15克。水煎取汁。代茶饮，每日1剂。本品凉血止血，适用于产后出血。

仙鹤草贯众饮

仙鹤草、贯众各30克。水煎取汁。代茶饮，每日1剂。本品凉血止血，适用于产后出血。

蒲黄饮

蒲黄100克。水煎取汁。代茶饮，每日1剂。本品活血散瘀，适用于产后出血。

山楂益母草糖饮

山楂30克，红糖、益母草各20克。将山楂、益母草洗净，放入砂锅，加清水500毫升，煮至200毫升，去渣，加入红糖，煮至红糖完全溶解即可。代茶饮。本方活血，祛瘀，止痛，适用于产后出血。

山楂　　　　红糖　　　　益母草

养生知识

产后出血调理

出血的产妇应卧床休息，以减轻疲劳感；增加营养，进食高热能、高蛋白、易消化且含铁丰富的食物。少吃多餐，宜食用一些人参粥、柿饼饮、生地黄益母汤等药膳。

产后出血主要原因是子宫张力缺乏，促进子宫收缩的最佳办法是让产妇哺婴。婴儿吮吸奶水会刺激子宫收缩，子宫收缩时会产生压力，压紧血管，从而减少出血。

产后恶露不下

产后恶露不下是以胎盘娩出后子宫内的余血浊液（恶露）停蓄不下或下亦甚少，且小腹疼痛为主要临床表现的产科常见病证。发病原因多与产妇分娩时受寒邪，或产妇身体气血虚冷，导致气滞血瘀有关。治疗时宜散寒、活血、补虚。本病的防治偏方秘方有以下几种。

逍遥散

柴胡、当归、白芍、白术、白茯苓各30克，炙甘草15克。上药共研细末，每次服用6～15克，煨姜3片，薄荷少许，煎汤送服。口服，每日1剂。本方行气解郁，适用于气滞型产后恶露不下。

益母草当归饮

益母草5克，当归、花茶各3克。用前2味药煎煮300毫升药液，泡花茶。代茶饮用，冲饮至味淡。本方养血调经，适用于产后恶露不下。

益母草　　　　当归　　　　花茶

三七饮

三七5克，花茶3克。用三七加水煎煮成250毫升药液，泡花茶。代茶饮用，冲饮至味淡。本品散瘀止血，消肿定痛，适用于血瘀型产后恶露不下。

三七

桃仁承气汤加生化汤

桃核（去皮、尖）、大黄、川芎、桂枝、炙甘草、芒硝各6克，当归10克，炮姜3克，生蒲黄5克，益母草8克。水煎取药汁。口服，每日1剂。本方温经散寒，活血化瘀，适用于血瘀型产后恶露不下。

卷柏饮

卷柏全草适量。卷柏洗净晒干，每次15克，加开水浸泡。代茶饮。本方活血化瘀，适用于血瘀型产后恶露不下。

山楂饮

山楂、红糖各30克。山楂切片晒干，加水750毫升，煎至山楂熟烂，加入红糖即可。代茶饮，一般服3~5次有效。本品活血散瘀，适用于血瘀型产后恶露不下。

益母草生姜红糖饮

益母草、红糖、生姜各适量。水煎取汁。代茶饮，每日1剂，连服3~7日。本品养血调经，适用于产后恶露不下。

圣愈汤

生地黄、熟地黄、川芎、人参各9克，当归身、黄芪各15克。水煎取药汁。口服，每日1剂。本品益气养血，适用于血虚型产后恶露不下。

生地黄　　熟地黄　　川芎

人参　　当归身　　黄芪

养生知识

产后恶露不下的小方法

治产后恶露不下，可采用按摩法和热熨法。按摩法的要领：产妇取半坐卧式，用手从心下擀至脐，在脐部轻轻揉按数遍。如此反复按摩，每日52次。

还可以采用热熨法。此法需要选用一些药材，如柚子皮、桂皮、生姜、艾叶、川芎、红花、花椒、陈皮、葱、乳香等，任选其中两三味就可以。将选中的药材炒热或蒸热，以纱布包包裹起来，外熨痛处。

女性不孕症

凡夫妻同居2年以上，没有采取避孕措施而未能怀孕者，称为不孕症。婚后2年从未受孕者称为原性不孕；曾经有过生育或流产，又连续2年以上不孕者，称为继发性不孕。不孕症是一种常见生殖系统疾病，受影响的人数很多。不孕的原因多种多样，与男女双方都有关系，女方原因所占比例更高一些。排卵障碍、精液异常、输卵管异常、子宫内膜异位等都可导致不孕，女性的宫颈出现问题，也可致不孕。本病的防治偏方秘方有以下几种。

助孕育麟方

云茯苓、生地黄、熟地黄、淫羊藿、制黄精各12克，川牛膝、炙甲片、石楠叶各9克，公丁香、桂枝各2.5克。水煎取药汁。内服。本品益肾通络，调补冲任，适用于不孕症排卵功能异常或卵巢黄体功能不健等。

当归蜜丸

当归、白芍、紫河车各60克，枸杞子、党参、杜仲、巴戟天、菟丝子、桑寄生、鹿角胶各30克，川芎20克，鸡血藤120克。上药共研细末，炼蜜为丸。每次9克，每日3次。本品滋补肝肾，适用于不孕症。

当归

种子丸

制附片、白及、细辛、山茱萸、五灵脂、白薇各15克，石菖蒲、当归、生晒参、炒白术、陈莲蓬（烧存性）各50克，制香附30克。上药共研细末，炼蜜为丸，梧桐子大。在经净后服用，糯米酒送服，每日2次，每次20粒；服药7日内忌房事。本品温肾暖宫，补气化瘀，适用于宫寒肾虚、血瘀之不孕。

助孕汤

广木香、当归各10克，柴胡、香附各3克，紫河车、羌活、益母草、白芍各9克。水煎取药汁。在月经后第10～15日服食药汁，服4～6剂。本方疏肝解郁，养血调经，适用于肝郁不孕。

开郁种玉汤

酒炒白芍30克，茯苓（去皮）、酒炒香附、酒洗牡丹皮各9克，土炒白术、酒洗当归各150克，天花粉6克。水煎取药汁。内服。本方解肝脾心肾四经之郁，开胞胎之门，适用于不孕症。

并提汤

大熟地黄、巴戟天（盐水浸）、土炒白术各30克，人参、生黄芪各15克，枸杞子6克，山茱萸9克，柴胡1.5克。水煎取药汁。每日1剂，每日服2次。本方补肾气，兼补脾胃，适用于不孕症。

三七红藤汤

大血藤、生薏苡仁各30克，金银花、麦冬各10克，桃仁、香附各12克，当归15克，川芎6克，三七粉（吞）3克。水煎取药汁。内服，经期第1～10日服用。本方活血化瘀，清热解毒，适用于输卵管阻塞所致不孕症。

红藤　　　　生米仁　　　　金银花

麦冬　　　　桃仁　　　　香附

桃仁地龙汤

桃仁、当归、赤芍各10克，三棱、莪术、昆布各12克，路路通、地龙各18克，川芎6克。水煎取药汁。口服，每日1剂。本方活血化瘀，通经活络，适用于输卵管不通导致的不孕症。

当归　　　　川芎　　　　三七粉

养生知识

不孕的女性须讲究经期卫生

月经来潮期间，若不注意卫生，易得各种妇科病，如痛经、外阴炎、阴道炎、盆腔炎、子宫内膜炎、附件炎、月经不调等，这些病治疗不及时、治疗不彻底，均会影响到婚后受孕。因此，女性在经期要保持乐观舒畅，不生气；注意休息，避免劳累；不要吃生冷的东西；起居坐行应有规律，勿在雨中行走，勿坐卧湿地；内裤和卫生巾要勤换。